U0309756

论脉积与血管疾病防治

陈利国　朱晓峰　胡峻岩　周永红　著

暨南大学出版社
JINAN UNIVERSITY PRESS

中国·广州

图书在版编目（CIP）数据

论脉积与血管疾病防治/陈利国，朱晓峰，胡峻岩，周永红著 . —广州：暨南大学出版社，2019.9

ISBN 978 - 7 - 5668 - 2688 - 6

Ⅰ.①论… Ⅱ.①陈… ②朱… ③胡… ④周… Ⅲ.①血管疾病—中医治疗法 Ⅳ.①R259.43

中国版本图书馆 CIP 数据核字（2019）第 166894 号

论脉积与血管疾病防治
LUN MAIJI YU XUEGUAN JIBING FANGZHI
著　者：陈利国　朱晓峰　胡峻岩　周永红

出 版 人：徐义雄
责任编辑：曾鑫华
责任校对：冯月盈　林玉翠
责任印制：汤慧君　周一丹

出版发行：暨南大学出版社（510630）
电　　话：总编室（8620）85221601
　　　　　营销部（8620）85225284　85228291　85228292（邮购）
传　　真：（8620）85221583（办公室）　85223774（营销部）
网　　址：http：//www. jnupress. com
排　　版：广州市天河星辰文化发展部照排中心
印　　刷：广东信源彩色印务有限公司
开　　本：787mm×960mm　1/16
印　　张：14.25
字　　数：208 千
版　　次：2019 年 9 月第 1 版
印　　次：2019 年 9 月第 1 次
定　　价：45.00 元

（暨大版图书如有印装质量问题，请与出版社总编室联系调换）

前　言

脉积是中医病（证）名称，是气血凝聚、息积于脉而致血管狭窄或闭塞，使脏腑、肢体出现缺血性改变的一种病证。

血管按构造功能不同，分为动脉、静脉和毛细血管三种。

血管疾病的种类非常多，包括：功能性血管疾病、炎症性血管疾病、血管的真性肿瘤性疾病等。

血管疾病按照病理学改变分类，包括：血管壁因病变丧失弹性、变薄，因长期承受压力而发生扩张，形成血管瘤样病变甚至破裂而出血；因管腔狭窄，继而导致受供器官或肢体缺血以致坏死；因血管内膜损伤而诱发血管内凝血，或血栓形成后导致器官或组织缺血，等等。

血管疾病按照病因与病理学改变分类，包括：退行性血管疾病，如动脉粥样硬化、动脉中层硬化、小动脉硬化；炎症性血管疾病，如感染性动脉炎、梅毒性动脉炎、巨细胞性动脉炎、血栓闭塞性脉管炎、风湿性动脉炎；功能性血管疾病，如雷诺病、手足发绀、红斑肢痛症；先天性血管疾病，如先天性动脉瘤、先天性动静脉瘘、各类先天性血管肿瘤（毛细血管瘤、海绵状血管瘤、蔓状血管瘤）；损伤性血管疾病和肿瘤性血管疾病，等等。

除真性血管组织肿瘤与少数先天性血管疾病外，多种血管疾病，不论是器质性还是功能性，其基本病理改变均为血管腔狭窄（器质性或痉挛性）或闭塞，导致器官（心、脑、肾、肠道及肢体等）罹患缺血性改变（急性或慢性）。临床常见的主要有心脑血管疾病和周围血管疾病。

心脑血管疾病，多指由高脂血症、血液黏稠、动脉粥样硬化、高血压等导致的心脏、大脑及全身组织发生的缺血性或出血性疾病；周围血管疾病，是指发生在肢体血管的疾病总称，根据病变累及血管可分为动脉疾病和静脉疾病。

多种血管病变均具有气血凝聚、经脉壅塞不通的病理特点，均可归于脉积病（证）范畴。

本书上篇论述了脉积理论的形成过程和发展演变情况，脉积病（证）的病机和治疗方法，并对脉积相关概念进行了理论辨析；下篇论述了动脉粥样硬化性血管疾病、静脉血管疾病，以及糖尿病性血管病变、血栓闭塞性脉管炎等血管疾病的防治方法。

本书第一章、第二章由陈利国和周永红撰写；第三章、第四章由胡峻岩撰写，第五章、第六章由朱晓峰撰写。

本书是第一次全面系统地讨论脉积与血管疾病防治，可供借鉴的资料不多。如有不当之处，敬请广大读者批评指正。

陈利国

2019 年 6 月

目　录

上篇　中医学对脉积病（证）的认识

第一章　脉积理论探源

脉积，属中医学积证范畴。

关于积证，在中医学的经典著作中有较为详细的论述，经后世医家不断补充、完善，形成了系统的积病（证）理论。

对于积病（证）的论述，最早见于《灵枢·百病始生》。"黄帝曰：积之始生，至其已成，奈何？岐伯曰：积之始生，得寒乃生，厥上乃成积也。"《难经·五十五难》与《难经·五十六难》专门论述了积与聚的症状、鉴别，以及五脏积病的名称、发生部位、形态和预后等。《金匮要略》还以积为篇名（五脏风寒积聚病脉证并治第十一），论述积、聚、蓄气。

第一节　《黄帝内经》对脉积的认识

一、脉积理论的提出

《黄帝内经》中无脉积之名，但有丰富的关于瘕、积以及脉积的论述，后世医家多宗之。

如《灵枢·百病始生》曰："黄帝问于岐伯曰：夫百病之始生也，皆生于风雨寒暑，清湿喜怒。喜怒不节则伤脏，风雨则伤上，清湿则伤下。三部之气，所伤异类，愿闻其会。""岐伯曰：风雨寒热，不得虚，邪不能独伤人。卒然逢疾风暴雨而不病者，盖无虚。故邪不能独伤人。此必因虚邪之风，与其身形，两虚相得，乃客其形。两实相逢，众人肉坚。其中于虚邪也，因于天时，与其身形，参以虚实，大病乃成。气有定舍，因处为名，上下中外，分为三员。"此言邪不能独伤人，必是虚邪之风与身形之虚，"两虚相得，乃客其形"。而邪之所以伤人，既有身形之虚，也有天时之因。

又说："是故虚邪之中人也，始于皮肤，皮肤缓则腠理开，开则邪从毛发入，入则抵深，深则毛发立，毛发立则淅然，故皮肤痛。"即风雨寒热之外邪伤人之途径，从皮毛或口鼻而入，渐入于里。

若"留而不去，则传舍于络脉"，则表现为肌肉疼痛，时作时止。

"留而不去，传舍于经"，则表现为洒淅恶寒，时有易惊之状。

"留而不去，传舍于输"，则表现为四肢关节疼痛，腰脊强硬，转侧不利。

"留而不去，传舍于伏冲之脉"，则表现为体重身痛。

"留而不去，传舍于肠胃"，则表现为腹胀肠鸣，食谷不化，大便泄泻。

"留而不去，传舍于肠胃之外，募原之间，留著于脉，稽留而不去"，则"息而成积"。

以上"传舍于络脉""传舍于伏冲之脉""留著于脉"等，是关于脉积最早的理论认识。其共同的病理特点为"留而不去""息而成积"。

所谓息，本指呼吸，"息，喘也。从心从自，自亦声"（见《说文解字》），引申为停止，歇息，息止。留，亦有停止之意；而稽留，则引申为迁延之意。

至此，留著于脉，息而成积，脉积之意已明，脉积之理论雏形已经形成。

至于"或著孙脉，或著络脉，或著经脉，或著输脉，或著于伏冲之脉"，是为积之不同部位，皆脉积也。

二、积病（证）的形成

关于积病（证）的形成，《灵枢·百病始生》有详细的论述。

"黄帝曰：积之始生，至其已成奈何？岐伯曰：积之始生，得寒乃生，厥上乃成积也。"言积之始生因于寒，气机紊乱而成积。其具体内容为：
"厥气生足悗，悗生胫寒，胫寒则血脉凝涩，血脉凝涩则寒气上入于肠胃，入于肠胃则䐜胀，䐜胀则肠外之汁沫迫聚不得散，日以成积。卒然多食饮则肠满，起居不节，用力过度，则络脉伤。阳络伤则血外溢，血外溢则衄血；阴络伤则血内溢，血内溢则后血。肠胃之络伤，则血溢于肠外，肠外有寒汁沫与血相搏，则并合凝聚不得散而积成矣。卒然外中于寒，若内伤于忧怒，则气上逆，气上逆则六输不通，温气不行，凝血蕴里而不散，津液涩渗，著而不去，而积皆成矣。"

以上所述之积的形成，或因厥气上逆，致血脉凝涩，与肠外之汁沫结聚；或因饮食不节，起居无常，乃至劳逸失度，致脉络损伤，与肠外之汁沫结聚；或因外中于寒、内伤情志，致气机上逆，津血凝聚。阐明了积病（证）的形成因素和"气机紊乱，津血凝聚"而成积的病机变化。

正如《素问·举痛论》所说："寒气客于小肠膜原之间，络血之中，血泣不得注于大经，血气稽留不得行，故宿昔而成积矣。"王冰注释曰："言血为寒气之所凝结而乃成积。"

三、积病（证）的分类

关于积病（证）的分类，一向有"积有五积，聚有六聚"之说（如宋·严用和《济生方》），也有"十积"之论（如元·罗天益《卫生宝鉴》），等等。最早的分类，见于《黄帝内经》。

《灵枢·邪气脏腑病形》曰：

心脉急甚者，为瘛疭，微急为心痛引背，食不下；缓甚为狂笑，微缓为伏梁，在心下，上下行，时唾血。

肺脉急甚为癫疾；微急为肺寒热，怠惰、咳、唾血，引腰背胸，若鼻息肉不通。缓甚为多汗，微缓为痿瘘、漏风，头以下汗出不可止。大甚为胫肿，微大为肺痹……滑甚为息贲上气，微滑为上下出血。

肝脉急甚者为恶言；微急为肥气在胁下，若覆杯。

脾脉急甚为瘛疭；微急为膈中，食饮入而还出，后沃沫。缓甚为痿厥；微缓为风痿，四肢不用，心慧然若无病。大甚为击仆，微大为痞气，腹里大，脓血在肠胃之外。

肾脉急甚，为骨癫疾；微急为沉厥奔豚，足不收，不得前后。

其中，"伏梁"为心积；"息贲"为肺积；"肥气"为肝积；"痞气"为脾积；"奔豚"（亦作"贲豚"）为肾积。

此即《难经·五十六难》所说：

五脏之积，各有名乎？以何月何日得之？

然：肝之积名曰肥气，在左胁下，如覆杯，有头足。久不愈，令人发咳逆，痎疟，连岁不已。

心之积名曰伏梁，起脐上，大如臂，上至心下。久不愈，令人病烦心。

脾之积名曰痞气，在胃脘，覆大如盘。久不愈，令人四肢不收，发黄疸，饮食不为肌肤。

肺之积名曰息贲，在右胁下，覆大如杯。久不已，令人洒淅寒热，喘咳，发肺痈。

肾之积名曰贲豚，发于少腹，上至心下，若豚状，或上或下无时。久不已，令人喘逆，骨痿少气。

关于脉积的分类，在《黄帝内经》的论述中，已有积在孙脉、络脉、经脉、输脉和伏冲之脉的不同。

留而不去，传舍于肠胃之外，募原之间，留著于脉，稽留而不去，息而成积。或著孙脉，或著络脉，或著经脉，或著输脉，或著于伏冲之脉，或著于膂筋，或著于肠胃之募原，上连于缓筋，邪气淫泆，不可胜论。

四、积病（证）的诊治

关于积病（证）的诊断，在以下篇章皆有论述。

如《灵枢·五变》曰："人之善病肠中积聚者，何以候之？少俞答曰：皮肤薄而不泽，肉不坚而淖泽，如此肠胃恶，恶则邪气留止，积聚乃伤脾胃之间，寒温不次，邪气稍至，稽积留止，大聚乃起。"这是肠中积聚的临床表现和诊断方法。

再如《灵枢·百病始生》所说：

"其著于伏冲之脉者，揣之应手而动，发手则热气下于两股，如汤沃之状。……其著于输之脉者，闭塞不通，津液不下，孔窍干壅。此邪气之从外入内，从上下也。"这是积在"伏冲之脉"和"输之脉"的临床表现和诊断方法。

在治疗方面，《黄帝内经》主张多种方法联合。如《素问·奇病论》针对"息积"提出的"不可灸刺。积为导引服药，药不能独治也"；针对"伏梁"强调的"不可动之"，等等。

正如王冰所注："腹中无形，胁下逆满，频岁不愈，息且形之，气逆息难，故名息积也。气不在胃，故不妨于食也。灸之则火热内烁，气化为风，刺之则必泻其经，转成虚败，故不可灸刺。是可积为导引，使气流行，久以药攻，内消瘀稽，则可矣。若独凭其药，而不积为导引，则药亦不能独治之也。""以冲脉起于肾下，出于气街；其上行者，起于胞中，上出脐下关元之分。故动之则为水而溺涩也。动，谓齐其毒药而击动之，使其大下也。"

第二节　历代医家有关积病（证）的论述

脉积理论始于《黄帝内经》，后世医家多宗之。虽在明·李中梓的《医宗必读》中有"积脉"和"血积"之说，但明确提出脉积概念并进行临床研究的，则见于当代学者①。

一、《难经》

《难经》为古代医家中论"积"之最详者。既有对积和聚的症状鉴别，又有在辨别积病（证）基础上根据形态特征对五脏积病（证）的命名，也有根据五脏分属部位理论而确定的发生部位、积病形态以及继发病症等。

《难经·五十五难》论积与聚的症状和鉴别：

> 病有积、有聚，何以别之？然：积者，阴气也；聚者，阳气也。故阴沉而伏，阳浮而动。气之所积名曰积，气之所聚名曰聚。故积者，五脏所生；聚者，六腑所成也。积者，阴气也，其始发有常处，其痛不离其部，上下有所终始，左右有所穷处；聚者，阳气也，其始发无根本，上下无所留止，其痛无常处，谓之聚。故以是别知积聚也。

以上所说积病之形成，因于气血凝积，有一定的形质和固定部位；而聚之形成多因于气机阻滞，一时聚合，时有时无，或聚或散。其鉴别方法，

---

① 温雅、李晓光、丁元庆：《基于人迎脉积辨治颈动脉粥样硬化》，《山东中医药大学学报》，2013 年第 37 卷第 2 期，第 116－118 页。

至今仍具有临床指导意义。

《难经·五十六难》论五脏积病的命名、部位、形态以及继发病症：

五脏之积，各有名乎？以何月何日得之？然：肝之积名曰肥气，在左胁下，如覆杯，有头足。久不愈，令人发咳逆，痎疟，连岁不已。以季夏戊己日得之。何以言之？肺病传于肝，肝当传脾，脾季夏适王，王者不受邪，肝复欲还肺，肺不肯受，故留结为积。故知肥气以季夏戊己日得之。

心之积名曰伏梁，起脐上，大如臂，上至心下。久不愈，令人病烦心。以秋庚辛日得之。何以言之？肾病传心，心当传肺，肺以秋适王，王者不受邪，心复欲还肾，肾不肯受，故留结为积。故知伏梁以秋庚辛日得之。

脾之积名曰痞气，在胃脘，覆大如盘。久不愈，令人四肢不收，发黄疸，饮食不为肌肤。以冬壬癸日得之。何以言之？肝病传脾，脾当传肾，肾以冬适王，王者不受邪，脾复欲还肝，肝不肯受，故留结为积。故知痞气以冬壬癸日得之。

肺之积名曰息贲，在右胁下，覆大如杯。久不已，令人洒淅寒热，喘咳，发肺痈。以春甲乙日得之。何以言之？心病传肺，肺当传肝，肝以春适王，王者不受邪，肺复欲还心，心不肯受，故留结为积。故知息贲以春甲乙日得之。

肾之积名曰贲豚，发于少腹，上至心下，若豚状，或上或下无时。久不已，令人喘逆，骨痿少气。以夏丙丁日得之。何以言之？脾病传肾，肾当传心，心以夏适王，王者不受邪，肾复欲还脾，脾不肯受，故留结为积。故知贲豚以夏丙丁日得之。此五积之要法也。

一般而言，积之病（证）多因于邪气内犯，气血凝滞淤积而致。至于发生在何脏，则取决于正邪的双方，即不同邪气，可侵犯不同内脏；当某脏虚弱时，则容易被邪气侵犯而发生积病。

二、《金匮要略》（汉·张仲景）

张仲景《金匮要略》设专篇论述积、聚与蝳气。《五脏风寒积聚病脉证并治第十一》曰：

> 病有积、有聚、有蝳气，何谓也？师曰：积者脏病也，终不移；聚者腑病也，发作有时，展转痛移，为可治。蝳气者胁下痛，按之则愈，复发，为蝳气。诸积大法：脉来细而附骨者，乃积也。寸口积在胸中；微出寸口，积在喉中；关上积在脐傍；上关上，积在心下；微下关，积在少腹。尺中，积在气冲；脉出左，积在左；脉出右，积在右；脉两出，积在中央，各以其部处之。

言积者，脏病也，病位深，故终不移，难治；聚者，腑病也，病位浅，时有时无，聚散无常，易治；蝳气，即谷气（谷，百谷之总名，从禾毅声，古禄切），病在胁下，为谷气之所聚，故按之则愈（所谓谷气，属因于饮食而致的肠胃不适）。

三、《中藏经》（汉·华佗）

《中藏经》除论述了积聚癥瘕等的形成，还提出了五积、六聚、十二癥、八瘕等概念。《积聚癥瘕杂虫论第十八》曰：

> 积聚癥瘕杂虫者，皆五脏六腑，真气失而邪气并，遂乃生焉，久之不除也。或聚或积，或癥或瘕，或变或虫，其状各异。有能害人者，有不能害人者，有为病缓者，有为病速者，有疼者，有痒者，有生头足者，有如杯块者，势类不同，盖因内外相感，真

邪相犯，气血熏搏，交合而成。

或积者，系于脏；聚者，系于腑也；癥者，系于气；瘕者，系于血也；虫者，乃血气食物相感而化之。积有五，聚有六，癥有十二，瘕有八，虫有九，其名不等。积者，心、肝、脾、肺、肾之五名，聚者，大肠、小肠、胆、胃、膀胱、三焦之六名，癥有劳、气、冷、热、虚、实、风、湿、食、药、思、忧之十二名，瘕有青、黄、燥、血、脂、狐、蛇、鳖之八名，九虫有伏、蚘、白、肉、肺、胃、赤、弱、蛲之九名也。

四、《千金方》（唐·孙思邈）

《千金方》所论与《难经》同，曰：

病有积有聚，何以别之？答曰：积者阴气也，聚者阳气也，故阴沉而伏，阳浮而动。气之所积名曰积，气之所聚名曰聚，故积者五脏之所生，聚者六腑之所成。故积者阴气也，其始发有常处，其痛不离其部，上下有所终始，左右有所穷处也。聚者阳气也，其始发无根本，上下无所留止，其痛无常处，谓之聚也。故以是别知积聚也。

五、《济生方》（宋·严用和）

《济生方》在论五积、六聚的基础上，提出了气积、肉积、酒积、茶积、食积、痰积、血积等，是历代医家中首提"血积"概念者。

夫积有五积，聚有六聚。积者，生于五脏之阴气也；聚者，成于六腑之阳气也。此由阴阳不和，脏腑虚弱，风邪搏之，所以为积为聚也。有如忧思喜怒之气，人之所不能无者，过则伤乎五脏，逆于四时，传克不行，乃留结而为五积。故在肝曰肥气，在心曰伏梁，在脾曰痞气，在肺曰息贲，在肾曰奔豚，其名不同，其证亦异。肥气之状，在左胁下，覆大如杯，肥大而似有头足，是为肝积；诊其脉弦而细，其色青，其病两胁下痛，牵引小腹，足寒转筋，男子为积疝，女子为瘕聚。伏梁之状，起于脐下，其大如臂，上至心下，犹梁之横架于胸膈者，是为心积；诊其脉沉而芤，其色赤，其病腹热面赤，咽干心烦，甚则吐血，令人食少肌瘦。痞气之状，留在胃脘，覆大如杯，痞塞不通，是为脾积；诊其脉，浮大而长，其色黄，其病饥则减，饱则见，腹满呕泄，足肿肉削，久不愈，令人四肢不收。息贲之状，在右胁下，覆大如杯，喘息奔溢，是为肺积；诊其脉浮而毛，其色白，其病气逆，背痛少气，喜忘目瞑，肤寒，皮中时痛，或如虱缘，或如针刺。奔豚之状，发于小腹，上至心下，上下无时，有若豚走之状，是为肾积；诊其脉沉而急，其色黑，其病饥则见，饱则减，小腹里急，腰痛口干，目昏骨冷，久不愈，令人骨痿少气。

这里既有对积之成因，即阴阳不和、脏腑虚弱、风邪搏之的论述，也有对"五积"之症状、脉象和预后的描述。如肾积—奔豚之临床表现为发于小腹，上至心下，上下有时，若豚走之状，饥则现，饱则减，同时伴有小腹里急，腰痛口干等症；其脉沉而急，病程长，久不愈。

又论：

夫积者伤滞也。伤滞之久，停留不化，则成积矣。且人之脏腑，皆因触冒以成疾病，惟脾胃最易受触。盖日用饮食，稍或过多，停滞难化，或吐或呕，或泄或痢。当是之时，法宜推荡，然后助养脾胃。所谓推荡者，更宜斟量人之虚实，伤滞之轻重而推荡之。停滞一消，则不成积，克化失宜，久之必成积聚癥瘕矣。所谓积者，有气积、肉积、酒积、茶积、食积、痰积，更有妇室月经不通，遂成血积。

积者，伤滞也，损伤日久，且停留不化，则成积。凡脏腑之病，或因外感，或因内伤，其中最易受损者，惟脾与胃。而脾胃损伤，又多因于饮食不当。所谓"内伤脾胃，百病由生"（《脾胃论》）。"脾胃一伤，四脏皆无生气"（《慎斋遗书》）。

而伤滞成积，因伤之不同，有不同积名。如气积、肉积、酒积、茶积、食积、痰积等，有因肉、食、酒、茶伤而成积者，也有因伤而致脏腑功能失调、气血津液运行不畅而成气积、痰积、血积者。

血积之形成，由跌仆努力、忧怒内伤等因所致。病位为瘀血蓄于脘腹，临床表现为痛有定处，面色萎黄而有蟹爪纹路，多怒善忘，便黑或便秘等。

论"血积"者还见于以下论著：

清·尤在泾《金匮翼·积聚统论》曰："血积，痛有定处，遇夜则甚，其脉芤涩。……跌仆努力者，多有此症。或忧怒伤其内，风寒袭于外，气逆血寒，凝结成积。"

清·沈金鳌《杂病源流犀烛·积聚癥瘕痃癖痞源流》曰："血积，瘀血成积。或因打扑，或因堕跌，瘀血蓄于脾腹，面黄粪黑也。"

清·何梦瑶《医碥·积聚》曰："血积，证见面色萎黄，有蟹爪纹路，多怒善忘，口燥便秘，骨热肢冷。"

治疗血积所用方药多以活血化瘀为主，方如桃红四物汤、加减四物汤（出自《傅青主女科》：熟地、当归、白芍、川芎、白术、黑荆芥、山茱萸、续断、甘草）、桃仁承气汤、三棱煎（出自《三因极一病证方论》：三棱、蓬术、青皮、半夏、麦芽）、抵当丸、大黄䗪虫丸、增味四物汤（李东垣方：熟地、当归、川芎、白芍、三棱、蓬术、干漆、肉桂）等，结合血积之成因和病症，可见，所谓血积，当为血之淤积之血瘀或瘀血。

六、《河间六书》（金·刘完素）

癥，腹中坚硬，按之应手，谓之癥也。《圣惠方》谓：癥犹征也。瘕，腹中虽硬，而忽聚忽散，无有常准。故《圣惠方》云：瘕犹假也，以其病瘕未成癥也。

七、《儒门事亲》（元·张从正）

张从正有九积之说，认为积之形成"皆以气为主"。

食积，酸心腹满，大黄、牵牛之类，甚者蒙石巴豆。酒积，目黄口干，葛根麦蘖之类，甚者甘遂牵牛。气积，噫气痞塞，木香槟榔之类，甚者枳壳牵牛。涎积，咽如拽锯，朱砂腻粉之类，甚者瓜蒂甘遂。痰积，唾涕稠黏，半夏南星之类，甚者瓜蒂藜芦。癖积，两胁刺痛，三棱广术之类，甚者甘遂蝎梢。水积，足胫胀满，郁李商陆之类，甚者甘遂芫花。血积，打扑衃瘀，产后不月，桃仁地榆之类，甚者虻虫水蛭。肉积，癥瘤核疬，腻粉白丁香，砭刺出血，甚者硇砂信石。

九积皆以气为主，各据所属之状而对治之。今人总此诸药，并为一方，曰可治诸积，大谬也。无此病，焉用此药？无彼病，焉用彼药？十羊九牧，何所适从？非徒无益，而又害之。

夫诸积不化，可服无忧散，每月泻三五次；可用桂苓白术散、妙功丸。大忌生硬黏滑动风发热等物。

这里既有不同积病（证）的临床表现，也有针对不同积病（证）的治疗方法。同时还提出了积病（证）的基本病机和因积施治的基本原则。

八、《活法机要》（元·张洁古）

张洁古论积与《济生方》一脉相承，皆强调脾胃、气血两衰为积病（证）形成之基本病机；主张治积之法，当先养正气，"胃气强，积自消矣"；且不可但图"磨坚破结之药"，即使实中有积，用药也不可太过。

壮人无积，虚人则有之。脾胃怯弱，气血两衰，四时有感，皆能成积。若遽以磨坚破结之药治之，疾虽去而人已衰矣。干漆硇砂三棱大黄牵牛之类，用时则暂快，药过则依然。气愈消，疾愈大，竟何益哉！故治积者，当先养正则积自除。譬如满坐皆君子，纵有一小人，自无容地而去。但令其真气实，胃气强，积自消矣。实中有积，大毒之剂治之，尚不可过，况虚而有积者乎？此治积之一端也。邪正盛衰，固宜详审。

九、《丹溪心法》（元·朱震亨）

朱丹溪提出用消法治积，主张积病不可用下药，并提醒：治血块者，"块去须大补"。

痞块在中为痰饮，在右为食积，在左为血块。气不能作块成聚，块乃有形之物也，痰与食积死血而成也。用酢煮海石、酢煮三棱、蓬术、桃仁、红花、五灵脂、香附之类为丸，石臙白术汤吞下。

治块当降火消食积，食积即痰也。行死血块，块去须大补。

凡积病不可用下药，徒损真气，病亦不去，当用消积药使之融化，则根除矣。

凡妇人有块多是血块。

十、《卫生宝鉴》（元·罗天益）

从《中藏经》五积、六聚、十二癥、八瘕，到《儒门事亲》之九积，至《卫生宝鉴》又扩展为"十积"。积病（证）理论日臻完善，血积（瘀血成积）证治更加具体。

凡人脾胃虚弱，或饮食过常，或生冷过度，不能克化，致成积聚结块，心腹胀满，噫气吞酸，面青肌瘦。一曰食积，二曰酒积，三曰面积，四曰肉积，五曰鱼蟹积，六曰果菜积，七曰茶积，八曰水积，九曰血积，十曰虫积。食不消化，成积痞闷，宜用平胃散加缩砂、香附、神曲、麦芽、生姜。酒伤成积者，面黄黑，腹胀时呕痰水，宜用对金饮子加葛根、赤茯苓、缩砂、神曲。食面过多成积，莱菔子汤下阿魏圆。食肉过多成积，宜用阿魏圆。食鱼蟹过伤成积，香苏散多加生姜、木香煎服。多食果菜成积，宜用桂香丸。喜吃茶成积成癖及吃干茶者，宜用星术丸，或石膏、黄芩、升麻为末，砂糖水调下。多饮水浆成积，胸胁引痛，漉漉有声，宜十枣汤。瘀血成积，或因打扑，或因堕落，以致畜于胸腹，面黄粪黑，宜用抵当汤。饮食积聚，变化成虫，宜用妙应丸。

十一、《证治要诀》（明·戴思恭）

痰瘀同源。有"饮癖"，病类积聚，结块在腹胁之间，用破积之药而不效者，戴氏主张"当行其饮"，用导痰汤治疗。开痰瘀同治之先河。

有饮癖结成块，在腹胁之间，病类积聚，用破块药多不效，此当行其饮，宜导痰汤。何以知为饮？其人先曾病痰，口吐涎沫积水，或素来多痰者是也。又多饮人结成酒癖，肚腹积块，胀急疼痛，或全身肿满，肌黄少食，宜十味大七气汤，用红酒煎服。

十味大七气汤，半夏厚朴汤之别名。《寿世保元》之大七气汤：三棱、莪术各一钱，青皮、陈皮、香附各二钱，藿香三钱，益智仁一钱五分，桔梗、肉桂、甘草各八分。

《素问·六元正纪大论》曰："大积大聚，其可犯也，衰其大半而止。"《证治准绳·杂病》曰："大抵治是病必分初中末三法。初治其邪入客后积块之未坚者，……治其始感之邪与留结之客者，除之，散之，行之，虚者补之，约方适其主所为治。及乎积块已坚，气郁已久，变而为热，热则生湿，湿热相生，块日益大，便从中治，当祛湿热之邪，其块之坚者削之，咸以耎之。此时因邪久凑，正气尤虚，必以补泻迭相为用。若块消及半，便以末治，即住攻击之剂，因补益其气，兼导达经脉，使营卫流通，则块自消矣。"

十二、《医学入门·积聚门》（明·李梴）

李梴主张积聚皆属于脾，脾虚有湿，健脾祛湿以治疗，颇符合现代临床，曰："积聚癥瘕痞满，皆太阴湿土之气，始因外感内伤气郁，医误补而留之以成积。"又"阳虚有积易治，惟阴虚难以峻补。痞积又忌滞药，止宜早服滋补药中加鳖甲龟板秋石丹，午服枳术丸、大安丸，或酢鳖丸，善消融化为妙。"提出了治疗宜忌的问题。

十三、《医宗必读》（明·李中梓）

"按积之成也，正气不足而后邪气踞之，如小人在朝，由君子之衰也。正气与邪气，势不两立，若低昂然，一胜则一负。邪气日昌，正气日削，不攻去之，丧亡从之矣。"李中梓认为积之形成因于正气不足，日渐形成。即"盖积之为义，日积月累，匪朝伊夕，所以去之，亦当有渐"。

治疗上，李中梓主张早中晚期，视病情分别采取不同的治法，曰："然攻之太急，正气转伤，初中末之三法，不可不讲也。初者，病邪初起，正气尚强，邪气尚浅，则任受攻。中者，受病渐久，邪气较深，正气较弱，任受且攻且补。末者，病魔经久，邪气侵凌，正气消残，则任受补。"

他总结出了治疗十六种积轻、重之方药：

酒积轻者，葛根、神曲、黄连、白豆蔻，甚者用甘遂、牵牛。

气积轻者，木香、枳壳、厚朴、橘红，甚者枳实、牵牛。

血积轻者，干漆、桃仁、牡丹、归尾、赤芍药、红花，甚者大黄、虻虫、水蛭、穿山甲、花蕊石。

痰积轻者，半夏、栝蒌，甚者滚痰丸。老痰，海石、瓦楞子。痰在皮里膜外，白芥子。

水积轻者，五苓散，甚者商陆、甘遂、芫花。

茶积轻者，姜黄、芝麻，甚者茱萸、椒姜。

癖积轻者，三棱、蓬术，甚者巴霜、大黄。

谷积轻者，麦芽、谷芽、神曲、砂仁，甚者鸡内金。

肉积轻者，山楂、阿魏，甚者硇砂、硝石。

蛋积，白豆蔻、橘红、豆豉、姜汁。

菜积，丁香、肉桂、麝香。

面积，萝卜子，姜酒煎。

鱼鳖积，紫苏、橘皮、木香、姜汁。

狗肉积，杏仁、山楂。

虫积，雄黄、锡灰、槟榔、雷丸、芜荑、榧子、使君子。

疟积，鳖甲、草果。

十四、《景岳全书》（明·张介宾）

《景岳全书》论积最详，"盖积者积累之谓，由渐而成者也"。积之成因，或因饮食所伤，或因外感之邪；有暂积者，也有积之日久而成"血瘕""血积"者。治积之要，有攻、消、散、补四法，然又当分积之势缓与势急，急者，即积坚气实，非攻不能去；缓者，即攻补俱有未便者，当专以调理脾胃为主。

1. 积之成因

积聚之病，凡饮食血气风寒之属，皆能致之。但曰积曰聚，当详辨也。盖积者积累之谓，由渐而成者也。聚者聚散之谓，作止不常者也。由此言之，是坚硬不移者，本有形也。故有形者曰积；或聚或散者，本无形也，故无形者曰聚。诸有形者，或以饮食之滞，或以脓血之留，凡汁沫凝聚，旋成癥块者，皆积之类，其病多在血分，血有形而静也。诸无形者，或胀或不胀，或痛或不痛，凡随触随发，时来时往者，皆聚之类，其病多在气分，气无形而动也。故《难经》以积为阴气，聚为阳气，其义即此。凡无形之聚，其散易；有形之积，其破难。临此证者，但当辨其有形无形，在气在血，而治积治聚，自可得其梗概矣。

饮食之积，凡暂积者，不过以饮食偶伤，必在肠胃之内，故可行可逐，治无难也。惟饮食无节，以渐留滞者多，或痞积于左胁膈膜之外，盖以胃之大络，名曰虚里，出于左乳下，其动应衣，此阳明宗气所出之道也。若饥饱无伦，饮食迭进，以致阳明胃气，一有所逆，则阴寒之气得以乘之，而脾不及化，故余滞未消，乃并肠外汁沫，搏聚不散，渐成癥积矣。然其初起甚微，人多不觉，及其既久，则根深蒂固，而药饵难及。今西北小儿多有此疾，而尤于食面之乡为最；正以面性多滞，而留疾于皮里膜外，所以不易治也。即如妇人血瘕气痞，或上或下者，亦多在肠胃之外，募原之间，故当以渐渐消磨求法治之。慎无孟浪欲速，妄行攻击，徒致胃气受伤，而积仍未去，反以速其危也。

风寒外感之邪，亦能成积。如经曰：虚邪之中人也，留而不去，传舍于肠胃之外，募原之间，留着于脉，息而成积。又曰：病名伏梁，此风根也。由此观之，凡今人以疟后成痞者，是即风寒之属，类可推矣。但疟由风寒，固易知也，而诸积于风若不相涉。不知饮食之滞，非寒未必成积，而风寒之邪，非食未必成形，故必以食遇寒，以寒遇食，或表邪未清，过于饮食，邪食相搏而积斯成矣。经曰：虚邪之风，与其身形，两虚相得，乃客其形，信乎。致积之由，多由于此。即血癥气痞之由，亦无出于此。然积以寒留，留久则寒多为热；风以致积，积成而证已非风。故治此者，但当治其所留，不可发散以再伤其真气也。惟慎疾者，能知所由，而虑之于始，则可为保脾之良策。

2. 积之部位

癥痞之积，凡或上或下，或左或右，本无定所。大都血积多在下，而气积食积，则上自胃脘，下自小腹，凡有留滞，无处不可停蓄。余尝治一食癥结痛者，乃在小腹下右角尖处，自后屡见此证，方知食道之行，必由小腹下右以入广肠，此实人所不知也。别有食停治按，在心腹痛门可考。故凡治积聚者，必当详审所因，庶得其确。尝见丹溪之论曰：痞块在中为痰饮，在右为食积，在左为血块，其不能作块，或聚或散者气也。块乃有形之物，痰与食积死血而成也。愚谓可聚可散者，此气聚无疑也。若以左为血积，右为食积，中为痰饮，则凿矣。即如小儿多有患痞者，必在左胁之下，此无非纵食所致，岂因其在左即为血积而可攻其血乎？若谓左血右食，则右岂无血而左岂无食乎？不可以为法也。

3. 积之治法

经曰：坚者削之，留者攻之，结者散之，客者除之，上之下之，摩之浴之，薄之劫之，开之发之，适事为故。凡治积聚之法，如经所云者，亦既尽矣。然欲总其要，不过四法，曰攻曰消曰散曰补，四者而已，详列如下：

凡积坚气实者，非攻不能去，如秘方化滞丸、化铁丹、遇仙丹、感应丸、大硝石丸、三花神佑丸、赤金豆、百顺丸之类，皆攻剂之峻者也。又如三棱丸、胜红丸、阿魏丸、助气丸、红丸子、温白丸之类，皆攻剂之次者也。

凡不堪攻击，止宜消导渐磨者，如和中丸、草豆蔻丸、保和丸、大小和中饮之类是也。若积聚下之不退而元气未亏者，但当以行气开滞等剂，融化而潜消之。无形气聚，宜散而愈者，如排气饮、神香散、指迷七气汤、十香丸、四磨饮之属是也。

凡积痞势缓，而攻补俱有未便者，当专以调理脾胃为主，如洁古之枳术丸，乃其宜也。余复因其方而推广之，近制芍药枳术丸，兼肝脾以消膨胀，除积聚，止腹痛，进饮食，用缓收功，其效殊胜于彼。再如大健脾丸、木香人参生姜枳术丸，皆调补脾胃之妙剂，所当择用者也。

凡脾肾不足，及虚弱失调之人，多有积聚之病。盖脾虚则中焦不运，肾虚则下焦不化，正气不行，则邪滞得以居之。若此辈者，无论其有形无形，但当察其缓急，皆以正气为主。凡虚在脾胃者，宜五味异功散，或养中煎、温胃饮、归脾汤之类主之。虚在肝肾者，宜理阴煎、肾气丸、暖肝煎之类，酌而用之，此所谓养正积自除也。其或虚中有滞者，则不妨少加佐使。

治积之要，在知攻补之宜，而攻补之宜，当于孰缓孰急中辨之。凡积聚未久而元气未损者，治不宜缓，盖缓之则养成其势，反以难制，此其所急，在速攻可也。若积聚渐久，元气日虚，此而攻之，则积气本远，攻不易及，胃气切近，先受其伤，愈攻愈虚，则不死于积而死于攻矣。此其所重在命，不在乎病，所当察也。故凡治虚邪者，当从缓治，只宜专培脾胃以固其本，或灸或膏以疏其经，但使主气日强，经气日通，则积痞自消。缓急之机，即万全之策也。不独治积，诸病亦然。

十五、《金匮翼》（清·尤在泾）

尤氏之论积，以《黄帝内经》《难经》为据，又引巢氏（《诸病源候论》）之癥瘕之辨和张子和之九积之论，并详述血积之形成机理。

积者，累积之谓，由渐而成，重而不移。聚者，聚散之谓，作止不常，痛无定所。故曰积者阴气，聚者阳气。

积聚之病，非独痰食气血，即风寒外感，亦能成之。然痰食气血，非得风寒，未必成积。风寒之邪，不遇痰食气血，亦未必成积。经云：卒然多食饮则肠满，起居不节，用力过度，则络脉伤，血溢肠外，与寒相搏，并合凝聚，不得散而成积，此之谓也，经论心肝肾皆有积，心曰伏梁，心下坚直，如梁木也。肝曰肥气，胁下气聚如覆杯也。肾曰奔豚，往来上下如豚之奔也。又有伏痕、疝瘕、瘕聚、血瘕。伏痕者，伏结于内。疝瘕者，冲痛如疝。瘕聚者，聚散不常。血瘕者，血凝成瘕也。《难经》又补脾肺之积。脾曰痞气，气痞而不运。肺曰息贲，响有声也。巢氏又有癥瘕之辨，谓其病不动者，癥也；虽有癖而可推移者，瘕也。癥者征也，有形可见也；瘕者假也，假物成形也。张子和又分九积。酒积者，目黄口干。食积者，酸心腹满。气积者，噫气痞塞。涎积者，咽如拽锯。痰积者，涕唾稠黏。癖积者，两胁刺痛。水积者，足肿胀满。血积者，打扑肭疼。肉积者，赘瘤核。

所谓血积，痛有定处，遇夜则甚，其脉芤涩。妇人产后及跌仆努力者，多有此病。或忧怒伤其内，风寒袭于外，气逆血寒，凝结成积。《黄帝内经》云：卒然外中于寒，若内伤于忧怒，则气逆，六输不通，温气不行，凝血蕴里而不散，此之谓也。

十六、《石室秘录》（清·陈士铎）

病有坚劲而不肯轻易散者，当用软治。如人生块于胸中，积痞于腹内是也。法用药以软之。心中生块，此气血坚凝之故，法当用补血补气之中，少加软坚之味，则气血活而坚块自消。倘徒攻其块，而不知温补之药，则坚终不得消。方用人参、当归、青盐、五味、柴胡、半夏各一钱，白芍、麦冬各三钱，熟地五钱，山茱萸二钱，附子一片，水煎服。此方妙在纯用补药，止加青盐一味以软坚，若无意于治坚者，久之而坚自软，此柔能制刚之妙法也。

痞块之坚，又一法以治之。盖坚在于腹中，若徒攻其坚，必致腹中不和，而损伤胃气，法当用和解之中软以治之，则坚之性可缓，而坚之形可化，坚之气可溃，坚之血可消，否则有形之物，盘踞于中，无形之气，必耗于外，日除坚而坚终不得去也。方用白术五两，神曲二两，地栗粉八两，鳖甲一斤，酢炙、白芍、茯苓各三两，半夏、甘草、白芥子各一两，萝卜子、厚朴、人参各五钱，肉桂三钱，附子一钱，各为末，蜜为丸，每日临睡送下五钱，即以美物压之，一料未有不全愈者。此方有神功，妙在用鳖甲为君，则无坚不入，尤妙用地栗粉佐鳖甲以攻邪，又不耗散真气。其余各品，俱是健脾理正之药，则脾健而物自化。尤妙用肉

桂、附子冲锋，突围而进，则鳖甲大军相继而入，勇不可当。又
是仁者之师，贼虽强横，自不敢抵敌，望风披靡散走。又有诸军
在后，斩杀无遗，剿抚并用，有不三月告捷者哉？此更软治之妙。
倘不补正气，惟大黄、巴豆、两头尖、阿魏之类，直前攻坚，虽
亦有得胜之时，然中州扫荡，田野萧然，终必仓空箱罄，人民匮
乏之形，有数年不能培植者也。

十七、关于血积

血积，病（证）名。瘀血凝结成积。九积之一。见《儒门事亲》卷
三。由跌仆努力、忧怒内伤等因所致。瘀血蓄于脘腹，证见痛有定处，面
色萎黄而有蟹爪纹路，多怒善忘，便黑或便秘等。《金匮翼·积聚统论》：
"血积，痛有定处，遇夜则甚，其脉芤涩。……跌仆努力者，多有此症。或
忧怒伤其内，风寒袭于外，气逆血寒，凝结成积。"《杂病源流犀烛·积聚
癥瘕痃癖痞源流》："血积，瘀血成积。或因打扑，或因堕跌，瘀血蓄于脾
腹，面黄粪黑也。"《医碥·积聚》："血积，证见面色萎黄，有蟹爪纹路
（血不能上荣也），多怒善忘，口燥便秘，骨热肢冷。"治宜活血化瘀为主，
如桃红四物汤、加减四物汤、桃仁承气汤、三棱煎、抵当丸、大黄䗪虫丸
等方。

第二章 脉积病（证）的病机与治疗

第一节 发病机理

纵观历代医家对脉积的认识，《黄帝内经》虽无脉积之名，但有丰富的关于癥、积以及脉积的论述。

关于脉积形成的病因病机，《黄帝内经》强调"夫百病之始生也，皆生于风雨寒暑，清湿喜怒"，认为是正邪相争，虚邪之风与人体之虚"两虚相得"的结果。所谓"此必因虚邪之风，与其身形，两虚相得，乃客其形"（《灵枢·百病始生》）。

或因外感，或因内伤，"传舍于经""传舍于络脉""传舍于伏冲之脉"等，日久而成脉积。有留著于孙脉、络脉、经脉、输脉、伏冲脉之不同部位。

血得温则行，遇寒则凝，血脉凝涩。因于食饮不节，起居无常，用力过度，或外感寒邪，情志内伤，致气机逆乱，凝血蕴里，著而不去而成积。

《难经》为古代医家中论"积"之最详者，设有专论（《难经·五十五难》论积与聚的症状和鉴别，《难经·五十六难》论五脏积病）。既有对积和聚的症状鉴别，又有在辨别积病（证）基础上根据形态特征对五脏积病（证）的命名，也有根据五脏分属部位理论而确定的发生部位、积病形态以及继发病症等。

在论述积与聚的鉴别时，突出的是部位、形态，认为积病是气血凝积而成，其病机为有形之邪积蓄而生。

《金匮要略·五脏风寒积聚病脉证并治第十一》之论积，源于《难经》，但又有不同。重在以脏病与腑病，以及病位之固定与不固定论述积病（证）。对于积之形成以及病理变化则略之。

《中藏经》除论述了积聚癥瘕等的形成，还提出了五积、六聚、十二癥、八瘕等概念。《积聚癥瘕杂虫论第十八》曰："积聚癥瘕杂虫者，皆五脏六腑，真气失而邪气并，遂乃生焉。"其认为，病积日久，或聚或积，或癥或瘕，或变或虫，其状各异。有能害人者，有不能害人者，有为病缓者，有为病速者，有疼者，有痒者，有生头足者，有如杯块者，势类不同，盖因内外相感，真邪相犯，气血熏搏，交合而成。其认为病机为，积者系于脏，聚者系于腑，癥者系于气，而瘕者系于血也，虫者乃血气食物相感而化之。其分别从积病（证）的病因、病机、病程、病势以及临床表现等作了论述。

《千金方》所论与《难经》同，但对积与聚之鉴别则更加明确。"积者五脏之所生，聚者六腑之所成。故积者阴气也，其始发有常处，其痛不离其部，上下有所终始，左右有所穷处也。聚者阳气也，其始发无根本，上下无所留止，其痛无常处，谓之聚也。故以是别知积聚也。"

《济生方》在论五积、六聚的基础上，提出了气积、肉积、酒积、茶积、食积、痰积、血积等诸多概念，并首先提出"血积"概念，认为：血积之形成，由跌仆努力、忧怒内伤等因所致。病位为瘀血蓄于脘腹，临床表现为痛有定处，面色萎黄而有蟹爪纹路，多怒善忘，便黑或便秘等。

《儒门事亲》认为，血积之形成因于打扑肭瘀，产后不月。治疗主张应用活血之桃仁、地榆之类，甚者应用破血之虻虫、水蛭。

综上所述，脉积之形成，无论外感、内伤，或跌仆努力，皆因气机逆乱，凝血蕴里，著而不去而成积。

在关于脉积病（证）形成的病因病机的现代研究中，动脉粥样硬化性血管疾病的研究成果最为突出。

根据历代文献的有关描述，动脉粥样硬化性血管疾病多属于"胸痹""心痛""中风""痰饮"等范畴。随着对动脉粥样硬化性血管疾病研究的不断深入，对于其病理病机的认识更加深刻，归纳为虚、瘀、痰、毒等几个方面。

1. 痰浊

痰是人体脏腑功能失调，气血津液代谢障碍后所形成的病理产物，与动脉粥样硬化的形成关系密切。凡饮食失节，肥甘厚味，脾胃受损等，均可聚湿成痰。

中医学认为，胖人多痰湿。研究显示，超重或肥胖是增加冠心病发病风险的高危因素，23%的冠心病由超重和肥胖引起。而且随着体重指数的升高，冠心病的患病风险也随之增加，体重指数均值每相差一个单位（千克/米^2），冠心病患病率相差 1.4‰。

大量研究已证实，痰浊的病理实质多与高脂血症、高凝状态相关。目前普遍的共识是，血清总胆固醇和低密度脂蛋白胆固醇升高，高密度脂蛋白胆固醇降低，是冠心病的一个重要危险因素。并且总胆固醇/高密度脂蛋白胆固醇值、低密度脂蛋白胆固醇/高密度脂蛋白胆固醇值与冠心病的患病率和死亡率呈正比。

我国的流行病学研究资料显示，血脂异常是我国冠心病发病的重要危险因素。研究表明，血清胆固醇降低 1%，冠心病事件发生的危险性可降低 2%。

同样，血脂异常与脑血管病的发病也密切相关。如血清总胆固醇每升高 1mmol/L，脑卒中的发病率便增加 25%，而高密度脂蛋白胆固醇每升高 1mmol/L，脑卒中的发病率可降低 46%。临床研究已显示，服用药物降低胆固醇水平后，5 年内可以使脑卒中相对风险降低 16%。

2. 瘀血

瘀血又称恶血、败血、衃血、蓄血等，指体内血液运行障碍、停滞所形成的病理产物。瘀血既包括阻滞于经脉、脏腑内的血，也包括体内存积的离经之血。

动脉粥样硬化的发生发展，以动脉壁内皮细胞损伤为始动因素，以血小板黏附聚集、释放生物活性物质和平滑肌细胞增殖为主要环节，脂质浸入，动脉壁弹性纤维被破坏，以引起动脉管腔狭窄为病理结局。这些病理改变属于中医学瘀血的范畴。有研究表明，以血瘀为主的冠心病患者，冠状动脉均有器质性病变，冠状动脉造影显示冠状动脉显著狭窄的比例高达94％。近年的研究进展证实，活血化瘀方药在防治动脉粥样硬化中，有调脂、抑制平滑肌细胞增殖、抑制血小板功能及保护内皮细胞、抑制脂质过氧化反应、抑制及消退粥样斑块等作用。

3. 毒邪

毒邪作为一种致病因素，有外来之毒和内生之毒。内生之毒常发生于内伤杂病的基础上，多由诸邪蓄积、胶结凝滞而成。现代医家通过临床实践发现内毒与络脉病患密切相关，并认为毒邪瘀阻络脉正是此类病患病位深、病情重、病势缠绵难愈的关键所在。动脉粥样硬化作为络脉病患，与毒邪密切关联。近年来的大量研究表明，感染、炎症与动脉粥样硬化和冠心病的发生与发展具有一定的相关性，慢性潜在性的感染诱导多种细胞因子的产生、黏附因子的表达，可能是刺激动脉粥样硬化炎症反应的始动因子之一。感染、炎症在一定程度上反映了毒邪的病理变化，印证了毒邪与动脉粥样硬化有一定的相关性。

4. 痰瘀毒

痰、瘀、毒三者之间密切相关。津血同源，痰瘀相关，痰瘀互结，郁久腐化，久则凝聚成毒，从而形成痰瘀毒相互交结的病理状况。据临床报道，解毒活血方（茵陈、大黄、血竭、三七、葛根、川芎）可抑制动脉粥样硬化斑块的发展和减轻管腔的狭窄，具有消减及稳定动脉粥样硬化斑块的作用。用葛根芩连汤加减，能够显著减小颈动脉内膜中层厚度和斑块面积，降低血清三酰甘油、低密度脂蛋白胆固醇和总胆固醇。清热祛瘀颗粒（浙贝、栝楼、三七、丹参、山楂、鸡血藤、王不留行），对颈动脉的软斑块以及溃疡斑块具有稳定作用，可促使软斑块及溃疡斑块向纤维斑块转变，对血管壁具有保护作用。益肾活血解毒方（仙茅、肉苁蓉、淫羊藿、杜仲、葛根、丹参、牡丹皮、连翘、水蛭）能够延缓动脉粥样硬化的过程，改善血管内膜功能，改善心脑组织的血液循环，减少心脑血管疾病的发生。

5. 脏腑功能失调

（1）动脉粥样硬化与脾：动脉粥样硬化多见于中老年人，此类人群脾的"运化"功能减弱，散精不利，阴阳失衡，对原系水谷精微之血脂，易化生为痰浊。痰浊流滞于血脉，则形成痰瘀交结证。故论治动脉粥样硬化从健脾消痰活血化瘀入手，可降低血清总胆固醇（TC）、甘油三酯（TG），升高高密度脂蛋白胆固醇（HDL－C），减少血清过氧化脂质（LPO）含量，增加血清超氧化物歧化酶（SOD）的活力，以达到降脂、保护动脉内膜免遭自由基损伤、抑制动脉粥样硬化斑块的作用。

（2）动脉粥样硬化与肾：肾主津液，对津液的储存、分布、利用及津、液、精、血之间的转化起主导作用。人到中年以后，阴气自半，肾元亏虚，精气渐衰。若肾阳虚，则火不生土，衍生痰浊；肾阴虚，更可火化热生，炼液为痰，痰浊壅塞脉道，血滞成瘀，痰瘀互结，着于血脉，胶结凝聚，形成粥样斑块。针对于此，从治肾入手，以调节阴阳平衡，稳定机体内环境；同时还需通过消痰化瘀，祛除病理产物，阻止或逆转其实质性病理改变。临床观察和药效学研究表明，补肾祛瘀化痰法具有调脂、抗氧化、抗血栓、改善血液流变学、抑制平滑肌细胞增殖等综合的抗动脉粥样硬化的作用。

（3）动脉粥样硬化与肝：肝主疏泄，气血津液的运行、脾精的运化等均依赖于肝气的畅达。若肝失疏泄，气机不畅，则津血输布代谢失常，可化生痰浊、瘀血。动脉粥样硬化是痰瘀同病，其病理过程与肝失疏泄密切相关是不言而喻的。基于此，论治动脉粥样硬化，在强调痰瘀同治的同时，还要重视疏肝调肝药物的配伍应用。临床与实验研究表明，疏肝调血方对实验性动脉粥样硬化病变模型具有调整血脂蛋白、减少动脉壁厚度及动脉粥样硬化面积、调节血清钙离子及环核苷酸的比值、显著降低血管平滑肌细胞内 LPO 含量、明显提高 SOD 活性等作用，从而使动脉粥样硬化病变减轻或趋向静止。[1]

动脉粥样硬化的主要病理改变为动脉血管内膜脂质条纹沉积、纤维斑块形成、血管壁弹性减退、管腔狭窄而导致血液流变学异常，因此，其可归属为"脉积"范畴。根据病变过程分为早期（无症状或隐匿期）：多见于中青年，动脉内膜脂质条纹形成，内膜少数平滑肌细胞呈灶性积聚，细胞内外有脂质受累，动脉无阻塞，常不出现症状，对有高危因素、血脂增高者应积极预防或降脂治疗。中晚期（缺血、坏死及硬化期）：血管狭窄，组织器官缺血，血管内血栓形成，或管腔闭塞，器官组织坏死，按受累部位不同可见以下类型：冠状动脉粥样硬化，脑动脉粥样硬化，肾动脉粥样硬化，肠系膜动脉粥样硬化，四肢动脉粥样硬化。治疗可参考相应疾病进行。

有学者认为本病属瘀血、痰饮范畴，病因为内伤，其发生与情志失调、饮食不当、年老体虚等因素有关。病机有虚实两端，实为气滞、血瘀、痰阻，以瘀血痰阻为根本；虚以心脾肝肾为主，因心脉失养，脏气不足所致。在发病过程中，大多先实后虚，亦有先虚后实者，临床多见虚实夹杂，或以实象为主。还有学者认为：动脉粥样硬化病在血脉，根在脏腑，病理性质为本虚。气（阳）虚、痰浊、血瘀是动脉粥样硬化的重要病理因素，心之气血失调是痰瘀互结形成之本，炎症参与了从气虚发生到痰瘀互结形成的全过程，炎性因子则是参与痰瘀病机形成的重要因素。因此，在动脉粥样硬化防治初期应以益气为主，调理气血平衡；中晚期则需顾护气血，痰瘀并治，抑制炎症细胞因子分泌，防治动脉粥样硬化。

---

① 于俊生、陈兆昌：《动脉粥样硬化从痰瘀毒论治探讨》，《山东中医杂志》，2002 年第 21 卷第 8 期，第 451－454 页。

综合以上各家观点，大多认为本病以"痰浊""瘀血"为发病之关键，多因嗜食膏粱厚味，脏腑功能失调，及先天禀赋等因素致使痰浊内生，壅塞脉道，血运不畅而致。或兼气滞，或兼热郁，或有正虚。病位在血脉，与心、肾、肝、脾等四脏有关，而以肝、脾、肾三脏为主。

第二节　理论辨析

一、脉积与血积、脉胀

《黄帝内经》所述脉积，因于邪气"留着于脉，稽留而不去"所致血液淤积。有传舍于"孙脉""络脉""经脉"和"伏冲之脉"的不同，但其病变部位皆在于"脉"。

最早提出血积概念的，见于宋·严用和的《济生方》："夫积者伤滞也。伤滞之久，停留不化，则成积矣。……所谓积者，有气积、肉积、酒积、茶积、食积、痰积，更有妇室月经不通，遂成血积。"

关于血积，亦见于清代多位医家的论述。如清·尤在泾（《金匮翼·积聚统论》）说："血积，痛有定处，遇夜则甚，其脉芤涩。……跌仆努力者，多有此症。或忧怒伤其内，风寒袭于外，气逆血寒，凝结成积。"清·沈金鳌（《杂病源流犀烛·积聚癥瘕痃癖痞源流》）说："血积，瘀血成积。或因打扑，或因堕跌，瘀血蓄于脾腹，面黄粪黑也。"清·何梦瑶（《医碥·积聚》）说："血积，证见面色萎黄，有蟹爪纹路，多怒善忘，口燥便秘，骨热肢冷。"

结合治疗血积所用方药多以活血化瘀为主，所谓血积，当为血之淤积之血瘀或瘀血。

脉积突出的是病变部位，血积强调的是病变机理。脉积为血积于脉，而血积除有血积于脉，也可见血积于脏腑、组织。如沈金鳌所说"血积……瘀血蓄于脾腹"。

脉胀，首见于《灵枢·胀论》："黄帝曰：夫气之令人胀也，在于血脉之中耶？脏腑之内乎？岐伯曰：三者皆存焉，然非胀之舍也。黄帝曰：愿闻胀之舍？岐伯曰：夫胀者，皆在于脏腑之外，排脏腑而郭胸胁，胀皮肤，故命曰胀。……故五脏六腑者，各有畔界，其病各有形状。营气循脉，卫气逆为脉胀。"这里所提出的问题，一是胀之舍；二是五脏六腑者，各有畔界，其病各有形状。其舍，其畔界，是在明确其部位，即脉胀病位在脉。其病机为卫气逆所致。

有学者提出，脉胀有广义和狭义之分，广义的脉胀，是指由脉搏胀满所引起的一类疾病，如眩晕、头痛、面红、目赤、失眠、多梦、烦躁、心悸不安等。也可没有任何症状，只是单纯表现为脉搏胀满。狭义的脉胀只是指脉大、脉坚、脉涩等脉象。 将狭义脉胀定义为脉形变化，将广义脉胀定义为因脉胀（血压变化）而致各种症状和体征。

《素问·平人气象论》有"脉涩曰痹。缓而滑曰热中。盛而紧曰胀。"《素问·脉解》有"所谓癫瘲疝肤胀者，曰阴亦盛而脉胀不通，故曰癫瘲疝也。"这里又提出了脉胀不通的问题。脉胀是脉形的改变，脉胀不通是因脉形改变而影响气血所致的病理变化。从这种意义上讲，脉积与脉胀，有病位在脉的共性，同时又反映了病位和病理变化的差异。

二、脉痹与血痹

脉痹首见于《素问·痹论》："黄帝问曰：痹之安生？岐伯对曰：风寒湿三气杂至，合而为痹也。其风气胜者为行痹，寒气胜者为痛痹，湿气胜者为着痹也。帝曰：其有五者何也？岐伯曰：以冬遇此者为骨痹，以春遇此者为筋痹，以夏遇此者为脉痹，以至阴遇此者为肌痹，以秋遇此者为皮

---

① 王清海：《论脉胀与高血压》，北京：人民卫生出版社2016年版。

痹。帝曰：内舍五脏六腑，何气使然？岐伯曰：五脏皆有合，病久而不去者，内舍于其合也。故骨痹不已，复感于邪，内舍于肾；筋痹不已，复感于邪，内舍于肝；脉痹不已，复感于邪，内舍于心；肌痹不已，复感于邪，内舍于脾；皮痹不已，复感于邪，内舍于肺。所谓痹者，各以其时，重感于风寒湿之气也。"

痹之形成，因于风寒湿邪。其中五体痹，又与时令变化直接相关，即夏遇此者为脉痹。正如王冰所说："冬主骨，春主筋，夏主脉，秋主皮，至阴主肌肉，故各为其痹也。"

脉痹，作为中医病名，是指以寸口或跗阳脉伏，血压不对称，患肢疲乏、麻木或疼痛，下肢可见间歇性跛行等为主要表现的肢体痹病类疾病。临床表现为不规则的发热，肌肤有灼热感、疼痛、皮腐或见红斑。此即《素问·四时刺逆从论》所说："阳明有余，病脉痹，身时热。"形成因素复杂，外因多见于严冬涉水，久居湿地或负重远行；内因则主要为脏腑失调，气血不足；常见的诱发因素为嗜食肥甘、饮酒吸烟、长期卧床等。治疗以通为主，以活血通脉为法。

按朱丹溪所说"心痹之症，即脉痹也"（《症因脉治》），李中梓所说"脉痹，即热痹也"（《医宗必读》），结合《素问·痹论》之"以夏遇此者为脉痹"和临床表现之不规则发热、肌肤有灼热感、疼痛、皮腐或见红斑等症状、体征，"脉痹"见于血栓闭塞性脉管炎等周围血管性疾病。

血痹见于《金匮要略·血痹虚劳病脉证并治第六》："问曰：血痹病从何得之？师曰：夫尊荣人骨弱肌肤盛，重因疲劳汗出，卧不时动摇，加被微风遂得之。但以脉自微涩在寸口，关上小紧，宜针引阳气，令脉和、紧去则愈。血痹阴阳俱微，寸口关上微，尺中小紧，外证身体不仁，如风痹状，黄芪桂枝五物汤主之。"

血痹之形成，既有内因，如正气不足，亦有外邪侵入，表现为脉微涩，关上、尺中小紧，身体不仁，是阳气内虚，外感风寒之象。故治疗或以针引阳气，或以益气温经、活血通脉之黄芪桂枝五物汤治之。临床多用于素体营卫不足，外受风邪所致之肌肤麻木不仁，肢节疼痛，或汗出恶风之证，且以脉微为辨证要点。凡证属气虚血滞，营卫不和者，皆可选用该方。

三、瘀血与血瘀

瘀血首见于张仲景《伤寒杂病论》。如《金匮要略·惊悸吐衄下血胸满瘀血病脉证治第十六》之"病人胸满，唇痿，舌青，口燥，但欲漱水，不欲咽，无寒热，脉微大来迟，腹不满，其人言我满，为有瘀血。病者如热状，烦满，口干燥而渴，其脉反无热，此为阴伏，是瘀血也，当下之"。《金匮要略·妇人产后病脉证治第二十一》之"产妇腹痛，法当以枳实芍药散。假令不愈者，此为腹中有干血着脐下，宜下瘀血汤主之，亦主经水不利"。《金匮要略·妇人杂病脉证并治第二十二》之"问曰：妇人年五十所，病下利数十日不止，暮即发热，少腹里急，腹满，手掌烦热，唇口干燥，何也？师曰：此病属带下。何以故？曾经半产，瘀血在少腹不去，何以知之？其证唇口干燥，故知之。当以温经汤主之"。《伤寒论·辨阳明病脉证并治》之"阳明证，其人喜忘者，必有蓄血。所以然者，本有久瘀血，故令喜忘，屎虽硬，大便反易，其色必黑，宜抵当汤下之"（237条）。"病人无表里证，发热七八日，虽脉浮数者，可下之。假令已下，脉数不解，合热则消谷喜饥，至六七日，不大便者，有瘀血，宜抵当汤"（257条）。还有以下瘀血为方剂命名的，"产妇腹痛，法当以枳实芍药散，假令不愈者，此为腹中有干血着脐下，宜下瘀血汤主之。亦主经水不利"（《金匮要略·妇人产后病脉证治第二十一》）。

瘀血作为中医证名，现在定义为：瘀血内阻，以疼痛，肿块，出血，舌紫，脉涩等为主要表现的证候。凡离开经脉的血液，未能及时排出或消散，而停留于某一处；或血液运行受阻，壅积于经脉或器官之内，失却生理功能者，均属瘀血。其根据微观指标的变化，分为血瘀证Ⅰ型和血瘀证Ⅱ型。血瘀证Ⅰ型：可存在一种或多种血液高黏、高凝、高纤维蛋白原血症，高血栓素水平，或高血管反应性和血栓栓塞性疾病倾向。大部分临床血瘀证属这一型。血瘀证Ⅱ型：血黏度偏低，血细胞比容偏低，或血小板总数/聚集力偏低，血浆蛋白等有形成分不足，凝血功能的某一环节不良等。少部分血瘀证属这一型。

一般把瘀血作为病理产物，而血瘀为病理状态，也有人主张将血瘀与瘀血统一起来。

总之，瘀血与血瘀，脉积与血积，脉痹与血痹，均离不开血与脉。其中血瘀、瘀血、血积、血痹，皆以血之病变为主，而脉积、脉痹则以脉之病变为主。临床所见，血管阻塞性疾病，显然为血之病变，属于血积、血瘀、瘀血、血痹之范畴；而动脉粥样硬化性疾病，主要病理变化为动脉粥样斑块形成、血管狭窄，而致血流不畅，属于脉积、脉痹范畴；其血瘀或瘀血与脉积又互为因果，互相影响。

第三节　治疗方法

如上所述，在治疗方面，《黄帝内经》主张多种方法联合。如《素问·奇病论》针对"息积"提出的"不可灸刺。积为导引服药，药不能独治也"，针对"伏梁"强调的"不可动之"，等等。

《难经》强调，由于癥瘕积聚发病有在脏在腑的根本不同，即"脏病者，止而不移，其病不离其处；腑病者，仿佛贲响，上下流行，居处无常，故以此知脏腑根本不同也"（《难经·五十二难》）。因此，在治疗上提出"脏病难治，腑病易治"，如《难经·五十四难》说："脏病难治，腑病易治，何谓也？然：脏病所以难治者，传其所胜也；腑病易治者，传其子也。与七传、间脏同法也。"

张仲景治疗癥瘕积聚，学术上主张攻补兼施，按照病情之轻重缓急，寓扶正于攻邪之中。但对于阳气亏虚者，则邪气虽盛，亦不可攻之。即《伤寒论·辨太阳病脉证并治》所说："脏结无阳证，不往来寒热，其人反静，舌上苔滑者，不可攻也。"从所使用的方药组成来看，既有活血化瘀、软坚散结、攻逐泻下等祛邪之品，也有人参、阿胶、芍药、茯苓等扶正之药，如治疗"疟母"之鳖甲煎丸（《金匮要略·疟病脉证并治第四》：病疟，以月一日发，当以十五日愈；设不差，当月尽解；如其不差，当云何？师曰：此结为癥瘕，名曰疟母，急治之，宜鳖甲煎丸。方药组成：鳖甲、乌扇、黄芩、柴胡、鼠妇、干姜、大黄、芍药、桂枝、葶苈、石苇、厚朴、牡丹、瞿麦、紫葳、半夏、人参、䗪虫、阿胶、蜂窠、赤硝、蜣螂、桃仁）中的人参、芍药、阿胶，治疗"干血痨"之大黄䗪虫（《金匮要略·血痹虚劳病脉证并治第六》：五劳虚极，羸瘦腹满，不能饮食，食伤、忧伤、饮伤、房室伤、饥伤、劳伤、经络荣卫气伤、内有干血，肌肤甲错，两目黯黑，缓中补虚，大黄䗪虫丸主之。方药组成：大黄、黄芩、甘草、桃仁、杏仁、芍药、干地黄、干漆、虻虫、水蛭、蛴螬、䗪虫）中的芍药、干地黄、甘草，治疗妇人"癥病"之桂枝茯苓丸（《金匮要略·妇人妊娠病脉证并治第二十》：妇人宿有癥病，经断未及三月，而得漏下不止，胎动在脐上者，为癥痼害。妊娠六月动者，前三月经水利时，胎也。下血者，后断三月衃也。所以血不止者，其癥不去故也，当下其癥，桂枝茯苓丸主之。方药组成：桂枝、茯苓、牡丹、桃仁、芍药）中的芍药，等等，皆以攻补兼施立法。

另外，积病（证）之形成，无论外感内伤，其病机多为痰饮瘀血凝聚。痰为阴邪，"病痰饮者，当以温药和之"（《金匮要略·痰饮咳嗽病脉证并治第十二》）。血得温则行，遇寒则凝，治疗癥瘕积聚，也可参考《金匮要略·腹满寒疝宿食病脉证治第十》治疗腹满、寒疝，《金匮要略·胸痹心痛短气病脉证治第九》治疗胸痹心痛，用"温药"以温通经脉、温化痰饮。

李中梓《医宗必读》治"血积轻者，干漆、桃仁、牡丹、归尾、赤芍、红花，甚者大黄、虻虫、水蛭、穿山甲、花蕊石"，应用活血、破血药物。

以下是历代医家治疗血积（或脉积）的用药选录，均出自《古今图书集成·医部全录·积聚门》：

化块丸：治痞块及血块。海粉（为海兔科动物蓝斑背肛海兔的卵群带，味甘咸，性寒，入肺肾经，功效清热养阴，软坚消痰，常用于肺燥喘咳，鼻衄，瘿瘤，瘰疬）、三棱、莪术、红花、桃仁、五灵脂、香附。

消积正元散：治痰饮，气血郁结，食积，气不升降，积聚胀痛。白术、神曲、香附、延胡索、海粉、赤茯苓、陈皮、青皮、缩砂、麦芽、山楂、甘草。

酢煮三棱丸：治一切积聚，不拘年深日久，治之神效。三棱、川芎、大黄。

三棱汤：治癥瘕痃癖，积聚不散，坚满痞膈，食不下，腹胀。三棱、白术、莪术、当归、槟榔、木香。

大七气汤：治五积六聚，心腹痛胀，二便不利。三棱、莪术、青皮、陈皮、桔梗、藿香、益智仁、香附、肉桂、甘草。

溃坚汤：治五积六聚，诸般痞块。当归、白术、半夏、陈皮、枳实、山楂、香附、厚朴、缩砂、木香。

真人化铁汤：治五积六聚，痃癖癥瘕。三棱、莪术、青皮、陈皮、山楂、神曲、枳实、厚朴、黄连、当归、香附、川芎、桃仁、槟榔、红花、木香、甘草。

石英散：治石瘕。紫石英、当归、马鞭草、红花、乌梅、莪术、三棱、苏木、没药、琥珀、甘草。

延年护命丹：治三十六般积，二十四般气，血积虫积。大黄、乳香、没药、轻粉、芫花、鳖甲、莪术、黑丑、陈皮。

桃仁煎：治血瘕。桃仁、大黄、芒硝、虻虫。

神化丹：消癖积，破血气及下诸癖积血气块。硇砂、干漆、乳香、红娘子、斑蝥。

百顺丸：治一切阳邪积滞，凡气积血积……无往不利。大黄、皂角。

下篇　脉积与血管疾病

脉积为气血凝聚，息积于脉。其病证见于多种血管病变，如动脉粥样硬化性血管疾病，静脉血栓栓塞症，血栓闭塞性脉管炎等。

第三章　血管疾病形成的病理机制

第一节　动脉粥样硬化的基本病理变化

动脉硬化是一组以动脉壁增厚、硬化及弹性功能减退为特征的动脉硬化性疾病，包括三种类型：动脉粥样硬化、动脉中层钙化和细动脉硬化。

动脉粥样硬化的病灶形成是一个连续的过程，早期动脉内膜上可见脂质条纹形成，进一步发展演变形成纤维斑块和粥样斑块，晚期可发生出血、钙化、坏死溃疡和附壁血栓等继发改变。随着动脉壁逐渐增厚，血管失去弹性，导致狭窄的发生。一旦斑块破裂，血栓阻塞管腔，则引起组织或累及相应器官缺血，导致脑卒中、心肌梗死甚至猝死等不良事件。

动脉粥样硬化主要累及大中动脉，最好发于腹主动脉，其次依次为冠状动脉、降主动脉、颈动脉和脑底动脉环（Willis 环）。常分布于动脉分叉、分支或转弯等部位，其病灶的病理改变特点是受累动脉内膜先后有多种病变共同存在。动脉粥样硬化的病理分型包括脂质条纹、纤维斑块、粥样斑块和复合病变。

脂质条纹是指动脉内膜处形成的大小为数毫米的黄色脂点或长度达数厘米的黄色脂肪条纹，是动脉粥样硬化的早期表现，是一种可逆性病变，可见于青年甚至儿童。纤维斑块是进行性动脉粥样硬化最具有特征性的病变之一，是由脂质条纹进一步发展演变而来。典型的纤维斑块由纤维帽、脂质区和基底部 3 个区域组成。粥样斑块亦称粥瘤，为发展成熟的粥样硬化病变。纤维斑块和粥样斑块进一步发展可形成复合病变，包括：①斑块内出血：新生血管在斑块破裂时形成血肿，血肿进一步隆起斑块，甚至完全闭塞管腔，直至发生急性血供中断。②斑块破裂：斑块表面的纤维帽破裂，粥样物从裂缝流入血流，留下粥瘤样溃疡。进入血液的坏死物质和脂质会形成胆固醇栓子，导致栓塞发生。③血栓形成：斑块破裂后形成的溃疡，由于胶原暴露，血栓形成，并引起动脉管腔阻塞，从而导致脏器坏死。④钙化：在纤维帽和粥瘤病灶内可见钙盐沉积，致使管壁变得坚硬、脆弱。⑤动脉瘤的形成：在血管内压力的作用下，严重的粥样斑块底部的中膜平滑肌发生不同程度的萎缩和弹性下降，致使动脉壁发生局限性扩张，动脉瘤形成。

尽管动脉粥样硬化具有基本的病理变化，但在不同的动脉还是存在着一定的差异。

一、主动脉粥样硬化

主动脉是粥样硬化的好发部位，并且比其他动脉更早出现粥样硬化。腹主动脉最为严重，其次为降主动脉、主动脉弓，升主动脉则较轻。病变在动脉后壁和分支开口处最为明显。

二、冠状动脉粥样硬化

冠状动脉粥样硬化的好发部位是左冠状动脉的前降支，以第一段最为严重，其次为右冠状动脉，再次为左冠状动脉的回旋支。由于冠状动脉较小，一旦发生粥样硬化，特别是形成继发性血栓或斑块内出血时，常造成管腔完全闭塞，导致心肌缺血、心肌坏死。伴有高血压或糖尿病等原发病症者，病变范围可更广，可累及冠状动脉小分支。

冠状动脉粥样硬化病变分布特点为：左侧冠状动脉多于右侧，大支多于小支，同一支的近端多于远端，即主要累及在心肌表面走行的一段，而进入心肌的部分很少受累。

粥样硬化病变导致的冠状动脉狭窄，如仅局限于发展过程缓慢的冠状动脉的一个分支，则病变血管与邻近冠状动脉之间的交通支为补充血供，可显著扩张，建立有效的侧支循环，受累区域的心肌仍能得到充足的血液供应。若病变累及多根血管，狭窄病变发展较快，出现侧支循环建立不充分或并发出血、血肿、血栓形成、血管壁痉挛等情况，则可导致严重心肌缺血，甚至引起心肌梗死。

三、颈动脉及脑动脉粥样硬化

颈动脉及脑动脉粥样硬化的病变最常见于动脉分叉处、椎动脉起于锁骨下动脉处、颈动脉和无名动脉起始端、颈内动脉虹吸部和大脑前动脉发出处、基底动脉直接发出分支等部位。大脑中动脉和脑底 Willis 环病变最为显著。

因粥样斑块导致管腔狭窄，长期供血不足的脑组织可发生萎缩，表现为大脑皮质变薄，脑沟增宽加深，脑回变窄。患者精神状态发生改变，记忆力和智力减退。若在血流动力学作用下，粥样硬化斑块发生破裂、溃疡和出血，则会诱发血栓形成，引起动脉闭塞及脑梗死。

流行病学显示，我国人群中颅外动脉粥样硬化轻，而脑内小动脉硬化、脑底动脉粥样硬化严重。临床上脑内小动脉硬化引起的脑出血、腔隙性梗死和由脑底主要动脉血栓形成引起的缺血性脑卒中常见，而颅外颈动脉严重粥样硬化引起的缺血性脑卒中少见。

四、肾动脉粥样硬化

肾动脉粥样硬化常见于肾动脉开口或主干的近端 1～2mm 处。患者早期临床上大多没有典型的体征，可经动脉造影等检查发现。肾动脉粥样硬化并发血栓形成甚至血管闭塞，造成肾供血区域肾实质梗死，机化后形成大量凹陷瘢痕，从而造成肾脏体积缩小，称为动脉粥样硬化性固缩肾。

五、周围血管动脉粥样硬化

从上下肢动脉粥样硬化病变的概况来看，下肢动脉粥样硬化病变的概率远超过上肢，因此动脉粥样硬化病变以下肢为重。从临床上已出现下肢缺血性症状的患者来看，狭窄病变位于主—髂动脉者占30%，病变侵犯股动脉者占80%～90%，更远端的胫、腓动脉受侵犯者占40%～50%。

第二节　动脉粥样硬化的发生机制

一、血管细胞功能与动脉粥样硬化

（一）内皮细胞

血管壁由内膜、中膜和外膜构成，其中内膜层由内皮细胞和内皮下成分组成。内皮细胞呈单层分布，在血管壁的管腔侧，作为一道天然屏障将血液与机体其他组织分隔开，参与调节血液与组织间液之间的物质交换。同时，血管内皮细胞还分泌多种细胞因子，参与调节血管的舒缩功能、维持抗凝和促凝的动态平衡以及免疫调节等多种生理功能。因此，血管内皮细胞功能异常与动脉粥样硬化、高血压等心血管疾病关系密切，并参与心血管疾病发生、发展过程。

1. 介导循环单核细胞的黏附

正常的血管内皮细胞可合成带负电基团的蛋白多糖，分布在血管内皮细胞的表面，从而使血管内皮带有负电，与血浆中带有负电荷的蛋白质，尤其是小分子的蛋白质，相互排斥，相对血液成分构成一个光滑的非黏附性的天然屏障。但是，在多种致动脉粥样硬化因子的作用下，内皮细胞合成蛋白多糖减少，而选择素、细胞间黏附分子－1（ICAM－1）和血管细胞黏附分子－1（VCAM－1）的表达增加，成为介导单核细胞黏附的始动因子。

2. 合成释放血管活性因子

在生理状态下，血管内皮细胞合成释放多种血管活性物质，调节血管的舒缩活动。如舒血管因子（NO），缩血管因子（ET－1），并且维持着生物学效应的相对平衡。

研究表明，在动脉粥样硬化早期，一氧化氮通过抑制单核细胞与内皮黏附、抑制低密度脂蛋白向血管壁内渗透，阻止动脉粥样硬化的发生；在晚期，一氧化氮则通过抑制血小板聚集和扩张血管，防止动脉粥样硬化的恶化，是一种抗动脉粥样硬化的分子。ET－1是一种具有强烈血管收缩作用的肽类物质，ET－1合成增多或活性增强与高血压、动脉粥样硬化等血管内皮细胞功能紊乱相关性疾病密切相关。

3. 抗凝与促凝功能

正常的血管内皮细胞会根据血流及血管的不同状态发挥抗凝和促凝作用，维持血液在血管中的流动状态。血管内皮细胞通过合成和释放血小板活化因子、血小板黏附蛋白、血小板反应蛋白等促使血小板聚集，纤溶酶原激活抑制剂（PAI）等促血栓形成的因子实现促凝。其抗凝作用，一是通过合成蛋白多糖使细胞表面带有丰富的负电荷，排斥带相同电荷的血细胞和内皮细胞接触；二是通过合成纤溶酶原激活物（t－PA）、分泌血栓调节蛋白（TM）和蛋白C（PC）、合成释放前列环素（PGI_2）和内皮依赖性舒张因子（EDRF）等抑制血小板的聚集，防止血栓形成。在动脉粥样硬化形成过程中，多种致病因素导致血管内皮损伤，抗凝与促凝功能失衡，导致血液处于血栓形成前的高凝状态。

已有研究表明，血管内皮细胞和血管平滑肌细胞作为血管壁的两种主要细胞类型，它们的相互作用在调节血管平滑肌细胞表型转化过程中扮演着重要角色。即血管内皮细胞通过分泌 ET-1、血管紧张素 Ⅱ、碱性成纤维细胞生长因子及神经肽 Y 等多种生物活性因子增强血管平滑肌细胞的增殖和迁移能力，促进血管平滑肌细胞由收缩型向合成型、分泌型转化。而血管内皮细胞合成释放的 NO、PGI_2、肝素类蛋白聚糖等活性物质则抑制血管平滑肌细胞的增殖。

另外，血管内皮细胞的免疫学功能在动脉粥样硬化等心血管疾病中的作用也日益受到重视。

(二) 平滑肌细胞

过去一直认为血管平滑肌细胞异常增殖会促进斑块的形成。新近的研究表明，血管平滑肌细胞的表型转化在动脉粥样硬化发生及斑块稳定性方面具有重要作用，即血管平滑肌细胞在生理或病理情况下会发生表型转化，其重要的特征就是逐渐向巨噬细胞的方向分化。这种表型转化对于动脉粥样硬化的形成具有重要意义。

(三) 单核/巨噬细胞

动脉粥样硬化不仅是一种脂质代谢紊乱引起的代谢性疾病，也是一种慢性血管炎症性疾病，是单核细胞和巨噬细胞对入侵动脉壁的病原性脂蛋白发生的炎症反应。而且，单核/巨噬细胞在动脉粥样硬化形成和斑块破裂中均发挥着重要作用。

目前研究较多的是巨噬细胞凋亡在动脉粥样硬化不同阶段的作用机制。研究认为，巨噬细胞凋亡贯穿于动脉粥样硬化的整个过程。早期，巨噬细胞凋亡被吞噬后可减少动脉粥样硬化病变中的细胞成分，减少动脉粥样硬化面积；在动脉粥样硬化进程中，粥样坏死中心的形成与泡沫细胞的聚集、凋亡密切相关。晚期，巨噬细胞的凋亡则促进了斑块的破裂与血栓形成。

(四) 血管外膜成纤维细胞

血管外膜主要包括外弹力层、滋养血管、神经末梢及周围疏松结缔组织（含成纤维细胞和组织巨噬细胞）。某些部分有特殊的感受器如颈动脉，支配血管收缩的交感及副交感神经纤维从外膜进入血管，滋养血管也从外膜进入为外膜层提供营养。

越来越多的证据表明，血管外膜不仅是血管壁的一层支持结构，而且还可以通过和血管壁其他成分复杂的交互效应发挥作用。如血管外膜通过分泌活性因子，参与细胞表型转化、增殖、凋亡、迁移、内膜增生以及胶原合成分泌等，在血管生长、功能调节、维持血管稳态以及血管重构、钙化和纤维化等过程中发挥着重要作用，在高血压、动脉粥样硬化、血管再狭窄等血管重构性疾病中，血管外膜可能是血管病变的起始部位，是疾病发生、发展变化的积极参与者。

二、肾素—血管紧张素—醛固酮系统与动脉粥样硬化

动脉粥样硬化是多种因素参与的复杂过程。越来越多的证据显示，肾素—血管紧张素—醛固酮系统（RAAS）在动脉粥样硬化的病变过程中发挥着重要作用。

RAAS 是进化过程中高度保守的内分泌网络，其合成与分泌的一系列激素、肽类、酶类及其受体，具有调节血压、维持血容量、平衡电解质、调控心血管发育和重构等重要的生物学效应。RAAS 的组成体系包括：血管紧张素原（AGT）、肾素、醛固酮、血管紧张素酶、血管紧张素 I（Ang I）转换酶及 Ang I、II、III 等一系列激素及相应的酶。血管紧张素转化酶（ACE）作为 RAAS 的主要生物效应肽，可催化 Ang I 转化为 Ang II 刺激心肌细胞、血管平滑肌细胞增生，促使动脉粥样硬化的发生发展。

大量研究已经证实，动脉粥样硬化斑块及其巨噬细胞、血管平滑肌细胞、内皮细胞和成纤维细胞中都存在 ACE 活性的增加，以及 Ang II 和 AT1（Ang II 1 型）受体水平的升高，而且 AT1 受体表达量与动脉粥样硬化的严重程度和动脉内膜—中膜厚度关系密切。

Ang II 通过激活 AT1 受体，促进血管收缩、血管内皮细胞损伤、平滑

肌细胞增殖与迁移、血小板活化与凝聚，进而增加促炎因子的合成、MMPs（基质金属蛋白酶）的表达与活性以及细胞外基质的降解，导致动脉粥样硬化斑块的形成及稳定性下降。

AT1 受体拮抗剂（ARB）或 ACEI（血管紧张素转化酶抑制剂）可纠正氧化应激和内皮功能紊乱，防止心血管事件的发生。ACEI 还能够延缓动脉粥样硬化和心力衰竭的演变，改善内皮功能，降低心血管疾病患者的死亡率。

三、胆固醇转运系统与动脉粥样硬化

胆固醇又称胆甾醇，一种环戊烷多氢菲的衍生物。胆固醇广泛存在于动物体内，尤以脑及神经组织中最为丰富，在肾、脾、皮肤、肝和胆汁中含量也高，是动物组织细胞所不可缺少的重要物质。它不仅参与形成细胞膜，而且是合成胆汁酸、维生素 D 以及甾体激素的原料。胆固醇经代谢还能转化为胆汁酸、类固醇激素、7 - 脱氢胆固醇，并且 7 - 脱氢胆固醇经紫外线照射就会转变为维生素 D3，所以胆固醇并非是对人体有害的物质。

但过多的胆固醇蓄积则可引起细胞毒性和脂质代谢紊乱，进而引起动脉粥样硬化及相关心脑血管疾病的发生和发展。为了维持胆固醇的动态平衡，以及抑制由胆固醇产生的细胞毒性，机体进化出了一套胆固醇转运系统，如小肠对胆固醇的吸收、胆固醇由巨噬细胞运输、胆固醇逆向转运，机体通过这个系统对胆固醇代谢进行严密而精准的调控。这个转运系统的异常与动脉粥样硬化的发生和发展密切相关。

四、低密度脂蛋白代谢与动脉粥样硬化

临床流行病学和实验研究均证实，血浆中低密度脂蛋白（LDL）水平升高是冠心病的主要危险因素之一，LDL 参与动脉粥样硬化的发生和发展过程。

目前，有关动脉粥样硬化的发病机制有许多学说，其中脂质浸润是重

要学说之一。研究表明，动脉内皮下脂质颗粒的蓄积与修饰是动脉粥样硬化重要的起始步骤，而 LDL 氧化修饰的发现以及相关研究进展也为动脉粥样硬化的发病机制提供了重要的依据。

现已知，有心血管疾病的患者体内循环中 LDL 在体外的抗氧化能力下降，补充抗氧化物质如维生素 E 和维生素 C 后则可改善其抗氧化能力。

也有调查发现，食物中抗氧化剂摄入量低的人群的抗氧化剂摄入量与心血管疾病患病率有一定关系；而在食物中抗氧化剂摄入量高的人群，则不存在这种关系。

动脉粥样硬化病变的形成是多因素参与的，其形成除以上几个方面外，还有诸如炎症反应、氧化应激、免疫机制等。

五、高三酰甘油血症与动脉粥样硬化

血浆中乳糜微粒的三酰甘油含量达 90% ~ 95%，极低密度脂蛋白（VLDL）中三酰甘油含量也达 60% ~ 65%，因而这两类脂蛋白统称为富含三酰甘油的脂蛋白。血浆三酰甘油浓度升高实际上反映了乳糜微粒和极低密度脂蛋白浓度升高。凡引起血浆中乳糜微粒和极低密度脂蛋白浓度升高的原因均可导致高三酰甘油血症（也称高甘油三酯血症）。

高三酰甘油血症是一种异族性（指血液中的三酰甘油以乳糜微粒和前 β - 脂蛋白含量最高）三酰甘油蛋白合成或降解引起的疾病，是冠心病、高血压、糖尿病等代谢综合相关疾病发生的重要危险因素。根据病因，高三酰甘油血症分为原发性、继发性和基因异常性三种类型，以下主要讨论原发性和继发性两种类型。

（一）原发性高三酰甘油血症

原发性高三酰甘油血症包括家庭性高三酰甘油血症、高密度脂蛋白（HDL）缺乏综合征和家庭型脂质异常性高血压综合征等。

1. 家庭性高三酰甘油血症（FHTG）

在一般人群中，FHTG 的患病率为 1/400 ~ 1/300，是一种常见染色体显性遗传性疾病。该类型患者的特征是：血浆中三酰甘油水平通常为3.4～9.0mmol/L，而VLDL中载脂蛋白含量正常，其中胆固醇与三酰甘油的比值低于0.25；血浆低密度脂蛋白胆固醇和高密度脂蛋白胆固醇水平低于一般人群的平均值。

FHTG患者在儿童时期并不表现出高三酰甘油血症，提示FHTG的发病不仅仅是某一基因的缺陷，还与某些环境因素的作用有关。轻度、中度高三酰甘油血症患者常无明显的症状和体征，当血浆三酰甘油浓度大于11.3mmol/L时，常可出现脾大，并伴有巨噬细胞和肝细胞中脂肪堆积，在躯干和四肢近端的皮肤可出现疹状黄色瘤。

高三酰甘油血症的主要危险是易发生急性出血性胰腺炎。

2. HDL缺乏综合征

患者多会出现血浆HDL-C浓度显著降低，三酰甘油仅轻度升高，并可出现不同程度的角膜混浊、黄色瘤（ApoAⅠ缺乏症）、肾功能不全、贫血、肝脾大、神经病变或扁桃体异常。

（二）继发性高三酰甘油血症

继发性高三酰甘油血症指因代谢性疾病、某些疾病状态和激素以及药物等引起的高三酰甘油血症。

甘油三酯高的后果是容易造成"血稠"，即血液中脂质含量过高导致的血液黏稠，在血管壁上沉积，渐渐形成小斑块，即动脉粥样硬化。而血管壁上的这些块状沉积会逐渐扩大面积和厚度，使血管内径变小、血流变慢，血流变慢又加速了血管堵塞的进程，严重时血流甚至被中断。除了血流中断，阻塞物脱落还会造成血栓。甘油三酯高的后果无论发生在哪个部位，对人体损伤都很严重，如果在心脏，可引起冠心病、心梗；在大脑，可发生脑卒中、中风；发生在眼底，会导致视力下降、失明；如在肾脏，可引起肾衰；发生在下肢，则出现肢体血流不畅导致坏死。

第三节　机体的止血、凝血功能

血液在心血管系统循环流动，是确保机体正常生命活动最基本的条件。正常机体存在着复杂的调节机制，使凝血和抗凝血功能处于动态平衡状态。当机体由于某种原因而导致出血时，可先后启动外源性凝血系统和内源性凝血系统，同时血管痉挛，血小板激活、黏附、聚集于损伤血管的基底膜，并在局部引起血液凝固，最终形成纤维蛋白凝块，而产生止血作用。凝血系统激活的同时，抗凝血系统和纤溶系统也被激活。抗凝系统的激活，可防止凝血过程的扩散。纤溶系统的激活则有利于局部血流的再通，以保证血液的供应。这样一来，既可达到局部止血的作用，又可防止凝血过程的扩大，保证正常的血液循环。

可见，正常机体的凝血、抗凝血、纤溶系统之间，处于动态的平衡。当正常机体的凝血、抗凝血、纤溶系统之间的动态平衡过程被破坏，可造成一系列出血性或血栓性疾病。

一、凝血系统及其功能

凝血系统包括外源性凝血系统和内源性凝血系统，主要由多种凝血因子组成，包括凝血因子 I（F I）、II（F II）、III（F III）、Ca^{2+}（曾称为FIV）、V（F V）、VII（F VII）、VIII（F VIII）、IX（F IX）、X（F X）、XI（FXI）、XII（FXII）、XIII（FXIII）。其中 F III 也称组织因子，来源于组织细胞。

目前认为，在启动凝血过程中起主要作用的是外源性凝血系统的激活。外源性凝血系统的激活是从组织因子的释放开始的。血管外层的平滑肌细胞、成纤维细胞、周细胞、星形细胞、足状突细胞等不与血液直接接触的组织细胞，可恒定表达组织凝血活酶（tissuefactor，TF），一旦血管壁损伤，则可启动凝血系统产生止血作用。但是，与血浆直接接触的血管内皮细胞、血液中的单核细胞、中性粒细胞以及有可能接触血液的组织巨噬细胞等，正常情况下并不表达 TF。因此，虽然血液中可能有少量激活的凝血因子 Ⅶ（Ⅶa），但正常时，由于血管内没有 TF 释放，凝血过程则不能启动。

二、血小板在凝血中的作用

血小板通过其活化、黏附、释放、收缩一系列功能直接参与凝血过程。

当外伤等原因导致血管内皮细胞损伤，暴露出基底膜胶原后，血小板膜上的糖蛋白 GP I b/IX通过血管性假血友病因子（vWF）与胶原结合，使血小板黏附。血小板膜糖蛋白与 vWF 因子或纤维蛋白原结合过程中需要 Ca^{2+} 的参与。蛋白激酶 C 抑制剂可抑制黏附反应。

胶原、凝血酶、二磷酸腺苷（ADP）、肾上腺素、血栓素 A_2（TXA_2）、血小板活化因子（PAF）等可作为血小板的激活剂与血小板表面的相应受体结合，使血小板活化。不同激活剂激活血小板的途径可能不同，例如 TXA_2、凝血酶等，可通过 G 蛋白介导激活磷脂酶 C，分解质膜中的磷脂酰肌醇 -4，5 -二磷酸（PIP_2），生成二酰甘油（DG）及三磷酸肌醇（IP_3）。其中 IP_3 使内质网中储存的 Ca^{2+} 释放，通过钙调蛋白的作用使肌动蛋白收缩。肌动蛋白的收缩，一方面可使血小板的形态发生变化，如伸出伪足等；另一方面，可引起血小板的释放反应，其中可释放致密颗粒中的 ADP、5 -羟色胺等。α 颗粒中的纤维蛋白原、凝血酶敏感蛋白（TSP）、纤维连接蛋白（FN）等黏附性蛋白进一步激活血小板，产生黏附作用。同时，血小板中的 PIP_2 被分解产生的 DG 可激活血小板中的蛋白激酶 C，进一步使蛋白磷酸化，调节血小板功能。

此外，血小板激活也可使血小板的磷脂酶 A_2 激活，可使血小板膜磷脂裂解产生花生四烯酸，再经环加氧酶作用生成前列腺素 G_2（PGG_2）或前列腺素 H_2（PGH_2），进一步产生 TXA_2。TXA_2 有较强的促进血小板凝集作用。

血小板活化后，活化血小板表面出现磷脂酰丝氨酸或肌醇磷脂等带负电荷的磷脂质、凝血因子Ⅶ、Ⅸ、Ⅹ以及凝血酶原等，结构中均含有 Ca^{2+} 结合氨基酸、γ-羧基谷氨酸，通过带正电荷的 Ca^{2+}，使这些凝血因子与血小板表面带负电荷的磷脂结合。这些凝血因子在血小板磷脂表面浓缩、局限、激活，从而产生大量凝血酶，进而形成纤维蛋白网，网罗其他血细胞形成凝血块，其中血小板有伪足伸入网中，借助于血小板中肌动球蛋白的收缩，使凝血块回缩，逐渐形成较坚固的血栓。

三、血管内皮的抗凝功能

血管内皮细胞具有十分重要的功能，除了是血液与组织间的屏障外，还主要参与以下功能：①产生各种生物活性物质；②调节凝血与抗凝功能；③调节纤溶系统功能；④调节血管紧张度；⑤参与炎症反应的调节；⑥维持微循环的功能等。血管内皮细胞的结构和功能正常是调节机体凝血、抗凝和纤溶平衡的重要机制之一，具体表现在以下六方面：

（1）血管内皮细胞在正常时并不表达 TF，因此不会使外源性凝血系统激活而启动凝血过程。

（2）血管内皮细胞可产生 PGI_2、NO 及 ADP 酶等物质，这些物质具有扩张血管以及抑制血小板的活化、聚集等作用，从而发挥抗凝功能。

（3）血管内皮细胞可产生组织型纤溶酶原激活剂（tPA）、尿激酶型纤溶酶原激活物（uPA）等纤溶酶原激活物，促进纤溶过程。

（4）血管内皮细胞表面可表达血栓调节蛋白（TM），TM-PC 系统产生抗凝作用。

（5）血管内皮细胞表面可表达肝素样物质并与抗凝血酶Ⅲ（AT-Ⅲ）结合产生抗凝作用。

（6）血管内皮细胞也可产生 α_2-巨球蛋白等其他抗凝物质，起抗凝作用。

血管内皮细胞结构一旦破坏，则上述抗凝作用发生障碍，表现出明显的促凝作用。

第四节　血栓形成

血栓，是指在活体的血管或心脏内膜表面由血液成分凝固形成的固体凝块或沉积物。由血液析出固体凝块的病理过程称为血栓形成。

血栓可发生于机体任何部位的血管内，静脉血栓发生率是动脉血栓的4倍。

一、血栓形成的机制

引起血液高凝状态和血栓形成的因素很多，如机械、感染、化学、免疫、代谢等造成的血管壁受损，血细胞功能异常，血浆成分质和量的改变以及血流状态变化等。但是，一般而言，血管壁和血小板因素在动脉血栓的发生中起着主要作用，而凝血与抗凝血因素在静脉血栓中起着主要作用。

（一）血管因素

当各种因素引起血管内皮细胞损伤或先天性血管内皮细胞功能缺陷时，血管壁丧失抗凝和抗血栓作用，同时血管壁中存在的各种潜在促凝血机制也有利于血栓形成。如受损的血管内皮细胞可出现组织因子和 vWF 等促凝因子合成、表达和释放增加，启动凝血系统和促进血小板黏附、聚集；受损的血管内皮细胞脱落造成内皮下胶原组织暴露，以及膜上 ATP、ADP 酶及 PGI_2 减少，都能促进血小板在局部黏附、聚集导致血栓形成，暴露的胶原还能触发内源性凝血途径；损伤的血管内皮细胞分泌内皮素等缩血管物质增多，分泌 PGI_2、内皮细胞原性扩张因子（EDRF）等扩血管物质减少，引起血管强烈收缩和痉挛。

（二）血细胞因素

在血栓形成过程中，激活的血小板具有释放功能，释放 5 – HT、PAF、

ADP、PGE_2和阳离子蛋白刺激白细胞和血管内皮细胞收缩甚至脱落。另外，神经肽Y、5-HT、TXA_2等均有强烈的平滑肌收缩作用，尤其对冠状动脉，能增强肾上腺素的效应和抑制交感神经末梢去甲肾上腺素的作用，引起冠状动脉强烈收缩和心肌缺血。

在血栓形成过程中，白细胞通过与血管内皮细胞接触、黏附，或在细菌、内毒素、补体、白三烯、自由基、PAF等作用下被激活。激活的白细胞具有促进血小板与血管内皮细胞、红细胞、单核细胞、中性粒细胞等相互协同的作用，有利于血栓形成。

当红细胞数量增加，或细胞膜僵硬度增加，会导致血液的黏度增高，血流阻力增高，血流缓慢。血流速度缓慢会导致组织瘀血、缺氧和代谢产物局部蓄积，促进血管内皮细胞损伤和血栓形成。

（三）血浆成分和血液流变学因素

血浆成分因素包括：凝血因子、抗凝血因子和纤溶系统。

血液流变学因素是指，当血液黏度增高时，血流量减少，易造成组织缺血，有利于静脉血栓形成；而血液流动对血栓形成的影响主要表现为血管通透性增加、血浆外渗、血液浓缩和血流缓慢，也有利于静脉血栓的形成。另外，在血管狭窄、弯曲、分叉或动脉粥样硬化斑块的溪谷处，常常也是血栓形成的好发部位。

二、影响血栓形成的因素

影响血栓形成的因素很多，主要有血管受损、血液改变和血流因素，见于多种疾病，如糖尿病、高脂血症、免疫性疾病、恶性肿瘤、冠状动脉粥样硬化性心脏病等。

（一）血管受损

血管受损是引起血栓的重要原因，常见的损伤因素有：

（1）物理因素：如高血压、放射线。

（2）化学因素：如一氧化碳中毒、血糖增高、血乳酸增高、儿茶酚胺增高。

（3）生物因素：如病毒、细菌、内毒素、凝血酶、肿瘤坏死因子等。

（4）免疫因素：如免疫复合物、补体激活的产物、白介素等。

心血管内皮细胞是一层分隔内皮下结缔组织和血液中凝血因子、血小板的单细胞薄膜，具有抗凝、抗血小板黏附和聚集的功能。血管受损后血管内皮细胞下组织可暴露，引起血小板黏附、聚集，形成血小板血栓。

（二）血液改变

血液改变主要是血小板、凝血、抗凝血、纤溶及其他血细胞和血液流变学的改变。

1. 血小板改变

（1）血小板计数增高：如原发性血小板增多症，若血小板计数超过正常值，可并发血栓、栓塞。继发性血小板增高一般很少引起血栓形成。

（2）血小板功能亢进或被激活：血小板的聚集随年龄而增高，血液循环中出现凝血酶、内毒素、免疫复合物、纤维蛋白原等使血小板功能亢进。

（3）血小板膜上糖蛋白的数量和组合改变。

2. 凝血因子异常

（1）先天性的凝血因子增高或结构异常，如异常纤维蛋白原血症引起的血栓。

（2）人工心脏、人工瓣膜、人工血管在进行体外循环时，凝血因子会被激活，导致血栓形成。

（3）促凝物质进入血液循环、组织损伤、感染、过敏毒素、肿瘤细胞、免疫复合物、内毒素血症、炎症等，都可促使组织因子释放进入血液循环，导致血栓形成。

3. 抗凝血因子缺乏、减少或结构异常

遗传性抗凝血酶Ⅲ、蛋白 C、蛋白 S 缺乏引起血栓形成。遗传性抗凝血因子缺乏的发生率较高，在静脉血栓形成的发病原因中可达40%。

4. 纤溶活性减低

纤溶是人体防止和清除血管内血栓的重要功能，遗传性纤溶活性降低，如遗传性异常纤溶酶原血症易引起血栓。随年龄增高，纤溶活性降低。另外缺血性心脏病、高脂血症、糖尿病、肥胖者均易引起纤溶活性降低，形成血栓。

5. 血液及血浆黏稠度增高

血温度从37℃下降至22℃时，其黏度增高60%～70%，血中纤维蛋白原增高、球蛋白增高、血脂增高，均使血液黏稠度增高。

（三）血流因素

血流速度变慢、瘀滞和血凝是血栓形成的重要机制。心力衰竭、静脉受压、长期卧床易引起下肢静脉血栓形成。血管因动脉粥样硬化等因素而狭窄、受压而弯曲、血管分叉、瓣膜等原因导致血流紊乱造成涡流时，血细胞在涡流内滞留时间长，促进血栓形成。

三、血栓对机体的影响

（一）动脉血栓

若血栓造成主动脉完全闭塞，则导致急性心力衰竭，患者的病死率极高。冠状动脉血栓形成可导致严重的心肌缺血、缺氧，发生心绞痛、心肌梗死和急性心力衰竭。颈动脉或脑动脉血栓或栓塞可引起病变部位脑组织缺血、缺氧，导致中枢神经系统功能障碍，患者表现为偏瘫、意识障碍。肾动脉栓塞以肾性高血压、血尿、少尿或无尿为主，肾微血管内血栓形成可能损害肾小球，出现肾功能损害及蛋白尿。肢体动脉血栓或栓塞可导致四肢远端苍白、青紫、肢端疼痛、间歇性跛行、缺血性坏死等。

（二）心内栓子

来自心瓣膜的血栓栓子，可导致心瓣膜闭锁不全，如脱落栓子随血流栓塞心、脑、肾等重要器官会导致组织梗死和器官功能不全。

（三）静脉血栓

肢体的深静脉血栓形成可导致静脉血回流受阻，毛细血管流体静压升高，导致局部肿胀、疼痛、患肢无力、皮温下降，发生淋巴水肿。下肢深静脉血栓形成，最重要的是易发生血栓脱落引起肺栓塞，其发生率高达38%～71%；其远期并发症主要为栓塞后综合征，即深静脉功能不全引起浅静脉高压，导致患者肢体不适、持续水肿、静脉迂曲、皮炎、皮肤色素沉着、溃疡等。

第四章　动脉粥样硬化性血管疾病

动脉粥样硬化性疾病，无论在发达国家还是发展中国家，均是致死率和致残率极高的一类疾病。发病年龄以中老年为主，但近年来也有年轻化的趋势。动脉粥样硬化根据其受累动脉不同，主要可分为主动脉粥样硬化、冠状动脉粥样硬化、脑动脉粥样硬化、肾动脉粥样硬化及周围动脉粥样硬化等。

在动脉系统疾病中，最常见的损害是冠状动脉发生粥样硬化，也可累及大动脉、脑动脉、肾动脉及周围动脉等机体多处血管床发生动脉粥样硬化性高血压、动脉粥样硬化性脑血管病、动脉粥样硬化性周围血管病、动脉粥样硬化性肾病、动脉粥样硬化性糖尿病等。在人类疾病谱中，动脉粥样硬化性疾病是导致死亡的首要原因。

第一节　动脉粥样硬化性心脏病

动脉粥样硬化是血管病中最常见、最重要的一种病理改变，冠状动脉粥样硬化性心脏病的病理基础是冠状动脉出现粥样硬化。

冠状动脉粥样硬化性心脏病，简称冠心病，是指给心脏提供营养物质的血管——冠状动脉发生严重粥样硬化或痉挛引起的管腔狭窄或闭塞，导致心肌缺血、缺氧或坏死而引起的心脏病，亦称缺血性心脏病。

根据冠心病的发病特点、治疗及预后的不同可分为两大类：一是慢性心肌缺血综合征，又称为慢性冠脉病，包括稳定型心绞痛、缺血性心肌病及隐匿型冠心病；二是急性冠状动脉综合征，包括不稳定型心绞痛、非 ST 段抬高型心肌梗死及 ST 段抬高型心肌梗死。

冠心病是冠状动脉粥样硬化所致。冠状动脉粥样硬化是一种非炎症、退行性和增殖性病变，其病理特点是动脉管壁增厚变硬、弹性减退、管腔缩小。当冠状动脉管腔狭窄达 50% ～75%，安静时尚能代偿，而运动、心动过速、情绪激动时心肌需氧量增加，可导致短暂的心肌供氧和需氧间的不平衡，称为需氧增加性心肌缺血，这是引起大多数慢性稳定型心绞痛发病的机制。另一种情况是，由于粥样硬化斑块的破裂或出血，表面溃疡或糜烂，继而引发血小板聚集，不同程度的血栓形成和远端血管栓塞，或发生痉挛等急剧加重管腔狭窄程度，可使心肌氧供明显减少，代谢产物的清除发生障碍。心肌需氧量虽没有增加，但心肌严重缺氧，称为供氧减少性心肌缺血，这是引起大多数心肌梗死和不稳定型心绞痛发生的原因。

根据冠状动脉病变的部位、供血范围、血管阻塞程度以及心肌供血不足的发展速度的不同，临床上将冠心病分为慢性心肌缺血综合征和急性冠状动脉综合征两大类。慢性心肌缺血综合征，包括隐匿型冠心病、稳定型心绞痛和缺血性心肌病等，主要发病机制为需氧增加性心肌缺血。急性冠状动脉综合征，包括不稳定型心绞痛、急性心肌梗死和冠心病性猝死。冠心病性猝死的诊断常常为推测性或事后诊断，所以临床上所指的急性冠状动脉综合征主要是指不稳定型心绞痛和急性心肌梗死。急性冠状动脉综合征，根据发病早期心电图的 ST 段变化，又分为非 ST 段抬高型和 ST 段抬高型两大类。

一、稳定型心绞痛

心绞痛是因冠状动脉供血不足，心肌发生急剧的、暂时的缺血与缺氧所引起的临床综合征，可伴有心功能障碍，但没有心肌坏死。其特点为阵发性的前胸压榨性或窒息样疼痛，主要位于胸骨后，可放射至心前区与左上肢尺侧面，也可放射至右臂和两臂的外侧面或颈与下颌部，持续数分钟，往往经休息或舌下含化硝酸甘油后迅速消失。

（一）分型

1. 劳累性心绞痛

劳累性心绞痛是由运动或其他增加心肌需氧量的情况所诱发的心绞痛，包括三种类型：

（1）稳定型劳累性心绞痛（简称稳定型心绞痛），亦称普通型心绞痛，是最常见的心绞痛，指由心肌缺血缺氧引起的典型心绞痛发作，其性质在 1～3 个月内并无改变，即每日和每周疼痛发作次数大致相同，诱发疼痛的劳累和情绪激动程度相同，每次发作疼痛的性质和疼痛部位无改变，疼痛时限相仿（3～5 分钟），无长达 10～20 分钟或以上者，用硝酸甘油后也在相同时间内发生疗效。

本型心绞痛发作时，病人表情焦虑，皮肤苍白，身冷或出汗，血压可略升高或降低，心尖区可有收缩期杂音（二尖瓣乳头肌功能失调所致），第二心音可有逆分裂，还可有交替脉或心前区抬举性搏动等体征。

病人休息时心电图 50% 以上属正常，异常心电图包括 ST 段和 T 波改变，房室传导阻滞，束支传导阻滞，左束支前分支或后分支阻滞，左心室肥大或心律失常等，偶有陈旧性心肌梗死表现，疼痛发作时心电图可呈典型的缺血性 ST 段压低的改变。

（2）初发型劳累性心绞痛（简称初发型心绞痛），指病人过去未发生过心绞痛或心肌梗死，而现在发生由于心肌缺血缺氧引起的心绞痛，时间尚在 1～2 个月内，有过稳定型心绞痛但已数月不发生心绞痛的病人再发生心绞痛时，也有人将此归入本型。

本型心绞痛的性质、可能出现的体征、心电图和 X 线发现等，与稳定型心绞痛相同，但心绞痛发作尚在 1～2 个月内，以后多数病人显示为稳定型心绞痛，但也可能发展为恶化型劳累性心绞痛，甚至心肌梗死。

（3）恶化型劳累性心绞痛（简称恶化型心绞痛），亦称进行型心绞痛，指原有稳定型心绞痛的病人，在3个月内疼痛的频率、程度、诱发因素经常变动，进行性恶化，病人的痛阈逐步下降，较轻的体力活动或情绪激动即能引起发作，故发作次数增加，疼痛程度较剧，发作的时限延长，可超过10分钟，用硝酸甘油后不能使疼痛立即或完全消除，发作时心电图示ST段明显压低与T波倒置，但发作后又恢复，且不出现心肌梗死的变化。

本型心绞痛反映冠状动脉病变有所发展，预后较差，可发展为急性透壁性心肌梗死，部分病人实际上可能已发生较小的心肌梗死（未透壁）或散在性心内膜下心肌梗死灶，只是在心电图中未能得到反映而已，也可发生猝死，但也有一部分患稳定型心绞痛多年的病人，可在一个阶段中呈现心绞痛的进行性增剧，然后又逐渐恢复稳定。

2. 自发性心绞痛

心绞痛发作与心肌需氧量无明显关系，与劳累性心绞痛相比，疼痛持续时间一般较长，程度较重，且不易为硝酸甘油所缓解，包括四种类型：

（1）卧位型心绞痛，亦称休息时心绞痛，指在休息时或熟睡时发生的心绞痛，其发作时间较长，症状也较重，发作与体力活动或情绪激动无明显关系，常发生在半夜，偶尔在午睡或休息时发作，疼痛常剧烈难忍。病人烦躁不安，常起床走动，体征和心电图变化均较稳定型心绞痛明显，硝酸甘油的疗效不明显，或仅能暂时缓解。

本型心绞痛可由稳定型心绞痛、初发型心绞痛或恶化型心绞痛发展而来，病情加重，预后甚差，可发展为急性心肌梗死或发生严重心律失常而死亡，其发生机理尚有争论，可能与以下因素有关：①夜梦；②夜间血压降低；③发生未被察觉的左心室衰竭，以致狭窄的冠状动脉远端心肌灌注不足；④平卧时静脉回流增加，心脏工作量增加，需氧增加……

（2）变异型心绞痛，本型病人心绞痛的性质与卧位型心绞痛相似，也常在夜间发作，但发作时心电图表现不同，显示有关导联的 ST 段抬高，而与之相对应的导联则 ST 段压低（其他类型心绞痛则除 aVR 及 V1 外各导联 ST 段普遍压低），目前已有充分资料证明，本型心绞痛是由于在冠状动脉狭窄的基础上，该支血管发生痉挛，引起心肌缺血所致，但冠状动脉造影正常的病人，也可由于该动脉痉挛而引起本型心绞痛，冠状动脉的痉挛可能与 α－肾上腺素能受体受到刺激有关，病人迟早会发生心肌梗死。

（3）中间综合征，亦称冠状动脉功能不全，指心肌缺血引起的心绞痛发作历时较长，达 30 分钟到 1 小时以上，发作常在休息时或睡眠中发生，但心电图，放射性核素和血清学检查无心肌坏死的表现，本型疼痛其性质是介于心绞痛与心肌梗死之间，常是心肌梗死的前奏。

（4）梗死后心绞痛，在急性心肌梗死后不久或数周后发生的心绞痛，由于供血的冠状动脉阻塞，发生心肌梗死，但心肌尚未完全坏死，一部分未坏死的心肌处于严重缺血状态下又发生疼痛，随时有再发生梗死的可能。

3. 混合性心绞痛

劳累性和自发性心绞痛混合出现，由冠状动脉的病变使冠状动脉血流储备固定地减少，同时又发生短暂的再减损所致，兼有劳累性和自发性心绞痛的临床表现，有人认为这种心绞痛在临床上实甚常见。

近年临床上较为广泛地应用不稳定型心绞痛一词，指介于稳定型心绞痛与急性心肌梗死和猝死之间的临床状态，包括了初发型、恶化型劳累性心绞痛和各型自发性心绞痛在内，其病理基础是在原有病变上发生冠状动脉内膜下出血，粥样硬化斑块破裂，血小板或纤维蛋白凝集，冠状动脉痉挛等。

按劳累时发生心绞痛的情况，又可将心绞痛的严重程度分为四级： I 级：日常活动时无症状，较日常活动重的体力活动，如平地小跑步，快速或持重物上三楼、上陡坡等引起心绞痛； II 级：日常活动稍受限制，一般体力活动，如常速步行 1. 5～2 公里，上三楼、上坡等即引起心绞痛； III

级：日常活动明显受损，较日常活动轻的体力活动，如常速步行 0.5～1 公里、上二楼、上小坡等即引起心绞痛；Ⅳ级：轻微体力活动即引起心绞痛，严重者休息时亦发生心绞痛。

（二）临床表现

心绞痛以发作性胸痛为主要临床表现，其特点如下：

（1）部位：主要在胸骨体上段或中段之后，可波及心前区，甚至横贯前胸，界限不清楚，常放射至左肩、左臂内侧，或颈、咽、下颌部。

（2）性质：疼痛常为压迫、发闷，或紧缩感，或烧灼感，偶伴有濒死样恐惧感。发作时，患者往往不自觉地停止原来的活动，直至症状缓解。

（3）诱因：多由体力劳动、情绪激动所激发，饱食、寒冷、吸烟、心动过速、休克等亦可诱发。疼痛多是在劳累、情绪激动时发生。典型的稳定型心绞痛常在相似的条件下发生。

（4）持续时间：疼痛出现后常逐步加重，然后在 3～5 分钟内逐渐消失。可数天或数周发作一次，也可一日发作多次。

（5）缓解方式：一般在停止原来诱发症状的活动后即缓解。舌下含化硝酸甘油也能在几分钟内缓解。

（6）体征：一般无异常体征，部分患者心绞痛发作时由于交感神经兴奋性增高，可表现为血压增高、心率加快等，有时可出现第四或第三心音奔马律。缺血发作时，可有暂时性心尖部收缩期杂音，部分患者可出现肺部啰音。

（三）诊断

根据典型心绞痛的发作特点和体征，休息或含化硝酸甘油后是否缓解，结合年龄和存在的冠心病危险因素，排除其他疾病所致的心绞痛，即可建立诊断。但是，对于发作不典型者，诊断要依靠观察硝酸甘油的疗效和发作时的心电图变化。

其诊断要点为：

（1）典型的心绞痛发作特点；

（2）实验室检查；

（3）冠心病的易患因素；

（4）其他原因引起的心绞痛。

其中冠状动脉造影为其诊断的"金标准"。

（四）鉴别诊断

1. 不稳定型心绞痛

不稳定型心绞痛与稳定型心绞痛相似，但胸痛发生的频率、持续时间、严重程度均较后者增加，诱发的体力活动阈值较后者降低，亦有患者在休息时感到胸痛。休息或舌下含化硝酸甘油只能暂时性地缓解疼痛，甚至不能完全缓解症状。

2. 急性心肌梗死

冠状动脉急性、持续性缺血缺氧引起的心肌坏死。疼痛的部位与心绞痛相似，属于胸骨后疼痛，但性质更为剧烈、持续时间更长，常无明显诱因，含服硝酸甘油类药物不能完全缓解，心电图 ST 段明显抬高，并出现病理性坏死 Q 波，血清心肌坏死标志物明显升高。

3. 肋间神经痛

肋间神经痛是指一根或多根肋间神经支配区的一种经常性症状，但部位并不一定仅限于胸前，多为阵发性或持续性，身体转动、咳嗽时加重，手臂上举时有牵拉性疼痛，较易鉴别。

4. 心脏神经症

患者常诉胸痛，但为短暂的刺痛或持久的隐痛，患者常喜欢不时地吸一大口气或作叹息性呼吸。胸痛部位多在左胸乳房下心尖部附近，或经常变动。症状多在疲劳之后出现，而不在疲劳的当时，作轻度体力活动反觉舒适，有时可耐较重的体力活动而不发生胸痛或胸闷。含用硝酸甘油无效或在 10 分钟后才见效。常伴有心悸、疲乏及其他神经衰弱的症状。

5. 其他疾病引起的心绞痛

其他疾病引起的心绞痛包括主动脉瓣严重狭窄或关闭不全、冠状动脉炎引起的冠状动脉口狭窄或闭塞、肥厚型心肌病、X 综合征（微血管性心绞痛）等疾病均可引起心绞痛，要根据其他临床表现来鉴别。其中 X 综合征多见于女性，心电图负荷试验常呈阳性，但冠状动脉造影呈阴性且无冠状动脉痉挛，预后良好，与微血管功能有关。

（五）西医治疗

治疗的目的，一是预防心肌梗死和猝死，改善预后，延长患者的生存期；二是减少缺血发作和缓解症状，提高生活质量。

1. 心绞痛发作时的治疗

发作时卧床休息，进行心电监测。药物主要为硝酸酯类，其药理作用，一方面是扩张冠状动脉，降低循环阻力，增加心内膜下的血液供应；另一方面是扩张外周血管，改变血流动力学，减少室壁张力，降低心室负荷，减少心肌耗氧量，缓解症状。

常用药物：硝酸甘油，舌下含化，0.5mg，1～2 分钟即开始起作用，约半小时后作用消失。若延迟见效或完全无效者，首先要考虑药物是否过期或未溶解，如属于后者则嘱患者轻轻嚼碎后继续含化。

硝酸异山梨酯（消心痛），口服，每日 3 次，每次 5～20mg，服后 30 分钟起作用，持续 3～5 小时，缓释剂药效可维持 12 小时，可用 20mg，每日 2 次。

2. 心绞痛缓解期的治疗

避免诱发因素，戒烟，戒酒，注意防止被动吸烟，适当活动，控制体重，改善生活方式，注意饮食起居，减轻精神压力等。

常用药物有两大类：

一是改善心肌缺血，减轻症状：①β 受体阻滞剂：美托洛尔，25～100mg，每日 2～3 次。禁忌证：支气管痉挛性疾病、严重的心动过缓、严重的周围血管病、二度以及二度以上房室传导阻滞、重度急性心力衰竭。②钙通道阻断剂：硝苯地平，10～20mg，每日 3 次，其缓释剂 20～40mg，每日 1 次；氨氯地平，5mg，每日 1 次。③代谢类药物：曲美他嗪，20mg，每日 2～3 次。

二是预防心肌梗死，改善预后：①抗血小板治疗：阿司匹林，100mg，每日 1 次；氯吡格雷，75mg，每日 1 次。②他汀类调脂药：阿托伐他汀，20mg，每日 1 次；洛伐他汀，10mg，每日 1 次。③血管紧张素转换酶抑制剂（ACEI）、血管紧张素 Ⅱ 受体拮抗剂（ARB）：稳定型心绞痛患者合并高血压、糖尿病、左心功能不全及心肌梗死后左心室收缩功能不全、心力衰竭等，建议服用 ACEI，对 ACEI 不能耐受者可服用 ARB。培哚普利，4～8mg，每日 1 次；氯沙坦钾片，100mg，每日 1 次。

二、隐匿型冠心病

隐匿型冠心病是无临床症状，但有心肌缺血客观证据的冠心病，亦称无症状性冠心病。其心肌缺血的心电图表现可见于静息时，或在负荷状态下才出现，常为动态心电图记录所发现，又称为无症状性心肌缺血。这些患者经过冠状动脉造影，均能够证实冠状动脉有明显狭窄病变。

关于本病的发生机制目前尚不清楚，可能与以下因素有关：在生理情况下，血浆或脑脊液中内源性阿片类物质（内啡肽）水平的变化，可能导致痛阈的改变；心肌缺血较轻或有较好的侧支循环；糖尿病性神经病变、冠状动脉旁路移植术后、心肌梗死后感觉传入径路中断所引起的损伤，以及患者的精神状态等，均可导致痛阈的改变。

（一）临床表现

患者多属中年以上，无心肌缺血的症状，在体检时发现心电图（静息、动态或负荷试验）有 ST 段压低、T 波倒置等变化，放射性核素心肌显影（静息或负荷试验）或超声心动图示有心肌缺血表现。

本病患者与其他类型冠心病病人的不同在于并无临床症状，且它又不是单纯的冠状动脉粥样硬化，因为已有心肌缺血的客观表现，即心电图、放射性核素心肌显影或超声心动图显示心脏已受到冠状动脉供血不足的影响。本病可以认为是早期的冠心病，可能突然转为心绞痛或心肌梗死，亦可能逐渐演变为心肌纤维化，出现心脏增大，发生心力衰竭或心律失常，个别病人亦可能猝死。诊断出此类冠心病的患者，可为他们提供较早期治疗的机会。

主要有三种临床类型：

（1）患者有因冠状动脉狭窄引起心肌缺血的客观证据，但从无心肌缺血的症状；

（2）患者曾患心肌梗死，现有心肌缺血但无心绞痛症状；

（3）患者有心肌缺血发作，但有的有症状，有的则无症状，该类患者临床最为多见。

（二）诊断

诊断主要根据静息、动态或负荷试验的心电图检查，放射性核素心肌显影和（或）超声心动图，发现病人有心肌缺血的改变，而无其他原因解释，又伴有动脉粥样硬化的易患因素。进行选择性冠状动脉造影检查可确立诊断。以下检查有重要的诊断价值。

1. 心电图

心电图是冠心病诊断中最早、最常用和最基本的诊断方法。心电图使用方便，易于普及，当患者病情变化时便可及时捕捉其变化情况，并能连续动态观察和进行各种负荷试验，以提高其诊断敏感性。无论是心绞痛或心肌梗死，都有典型的心电图变化，特别是对心律失常的诊断更有其临床价值。

2. 心电图负荷试验

负荷试验主要包括运动负荷试验和药物试验。当心绞痛发作时，心电图可以记录到心肌缺血的心电图异常表现。但许多冠心病患者尽管冠状动

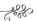

脉扩张的最大储备能力已经下降，但通常静息状态下冠状动脉血流量仍可维持正常，无心肌缺血表现，心电图可以完全正常。为揭示减少或相对固定的血流量，可通过运动或其他方法，给心脏以负荷，诱发心肌缺血，进而证实心绞痛的存在。

3. 动态心电图

动态心电图是一种可以长时间连续记录并编集分析心脏在活动和安静状态下心电图变化的方法。动态心电图可于 24 小时内连续记录多达 10 万次左右的心电信号，可提高对非持续性异位心律，尤其是对一过性心律失常及短暂的心肌缺血发作的检出率，扩大了心电图临床运用的范围，并且出现时间可与病人的活动与症状相对应。

4. 核素心肌显像

根据病史，心电图检查不能排除心绞痛时可做此项检查。核素心肌显像可以显示缺血区、明确缺血的部位和范围大小。结合运动试验再显像，则可提高检出率。

5. 冠状动脉造影

冠状动脉造影是目前冠心病诊断的"金标准"，可以明确冠状动脉有无狭窄以及狭窄的部位、程度、范围等，并可据此指导进一步治疗所应采取的措施。同时，进行左心室造影，可以对心功能进行评价。

6. 心脏超声和血管内超声

心脏超声可以对心脏形态、室壁运动以及左心室功能进行检查，是目前最常用的检查手段之一，对室壁瘤、心腔内血栓、心脏破裂、乳头肌功能失常等有重要的诊断价值。血管内超声可以明确冠状动脉内的管壁形态及狭窄程度，是一项很有发展前景的新技术。

7. 心肌酶学检查

心肌酶学检查是急性心肌梗死的诊断和鉴别诊断的重要手段之一。临床上根据血清酶浓度的序列变化和特异性同工酶的升高等肯定性酶学改变便可明确诊断为急性心肌梗死。

（三）鉴别诊断

要考虑能够引起 ST 段和 T 波改变的其他疾病，如各种器质性心脏病，尤其是心肌炎、心肌病、心包病、电解质失调、内分泌病和药物作用等情况，都可引起心电图的 ST 段和 T 波改变，诊断时要注意排除。但根据这些疾病和情况的临床特点，不难作出鉴别。心脏神经症患者可因肾上腺素能 β 受体兴奋性增高而在心电图上出现 ST 段和 T 波变化，应予鉴别。

（四）西医治疗

采用防治动脉粥样硬化的各种措施，硝酸酯类、β 受体阻滞剂和钙通道阻滞剂可减少或消除无症状性心肌缺血的发作，联合用药效果更好。药物治疗后仍持续有心肌缺血发作者，应行冠状动脉造影以明确病变的严重程度，并考虑进行血运重建术治疗。

三、急性冠状动脉综合征

急性冠状动脉综合征（ACS）是以冠状动脉粥样硬化斑块破裂或侵袭，继发完全或不完全闭塞性血栓形成为病理基础的一组临床综合征，包括急性 ST 段抬高性心肌梗死（STEMI）、急性非 ST 段抬高性心肌梗死（NSTEMI）和不稳定型心绞痛（UAP）。

急性冠状动脉综合征是一种常见的严重的心血管疾病，是冠心病的一种严重类型，常见于老年、男性及绝经后女性、吸烟、高血压、糖尿病、高脂血症、腹型肥胖及有早发冠心病家族史的患者。ACS 患者常常表现为发作性胸痛、胸闷等症状，可导致心律失常、心力衰竭甚至猝死，严重影响患者的生活质量和寿命。如及时采取恰当的治疗方式，则可大大降低病死率，并减少并发症，改善患者的预后。

不稳定型心绞痛是介于稳定型心绞痛和急性心肌梗死之间的临床状态，包括除稳定型劳累性心绞痛以外的初发型、恶化型劳累性心绞痛和各型自发性心绞痛，是急性冠状动脉综合征的常见类型。若不稳定型心绞痛伴有血清心肌标志物明显升高，即可确立非 ST 段抬高型心肌梗死（NSTEMI）的诊断。

急性冠状动脉综合征有着共同的病理生理学基础，即均在冠状动脉粥样硬化的基础上，发生斑块破裂或糜烂、溃疡，并发血栓形成、血管收缩、微血管栓塞等导致急性或亚急性心肌供氧减少。

（一）病理生理学基础

1. 斑块破裂或糜烂

突发和不可预见的心绞痛发生常与斑块破溃有关。斑块破溃的方式包括斑块破裂（主动破裂和被动破裂）和斑块糜烂。主动破裂主要由于单核—吞噬细胞或肥大细胞分泌的基质金属蛋白酶（如胶原酶、凝胶酶、基质溶解酶等）消化纤维帽引起；被动破裂常与外力作用于纤维帽上最薄弱的部位有关。斑块糜烂多见于女性、糖尿病和高血压患者，易发生在高度狭窄和右冠状动脉病变中。

2. 血小板聚集和血栓形成

不稳定型心绞痛的血栓富含血小板。血小板聚集既可能是原发现象，也可能是血管内斑块破裂或裂缝的继发表现。血栓形成通常发生在斑块破裂或糜烂处，从而导致管腔狭窄程度的急剧变化。而血小板产生的 TXA_2（血栓素 A_2）等具有促血小板聚集和血管收缩作用的物质，又进一步导致管腔的不完全性或完全性闭塞。

3. 血管收缩

富含血小板的血栓可释放 TXA_2 等缩血管物质，引起局部及远端血管、微血管收缩。另外，内皮功能障碍能够促进血管释放收缩介质（内皮素）或抑制血管释放舒张因子，导致血管收缩。这些促血管收缩因素在变异型心绞痛发病中具有重要作用。

（二）临床表现

典型表现为发作性胸骨后闷痛，紧缩压榨感或压迫感、烧灼感，可向左上臂、下颌、颈、背、肩部或左前臂尺侧放射，呈间断性或持续性，伴有出汗、恶心、呼吸困难、窒息感甚至晕厥，持续时间可达 30 分钟，含化硝酸甘油不能完全缓解时常提示急性心肌梗死（AMI）。

部分患者在 AMI 发病前数日有乏力，胸部不适，活动时心悸、气急、烦躁、心绞痛等前驱症状。

不典型表现有：牙痛、咽痛、上腹隐痛、消化不良、胸部针刺样痛或仅有呼吸困难。这些常见于老年、女性、糖尿病、慢性肾功能不全或痴呆症患者。临床缺乏典型胸痛，特别当心电图正常或临界改变时，常易被忽略和延误治疗，应注意连续观察。

大多数 ACS 患者的临床表现具有以下特征之一：静息时或夜间发生心绞痛，常持续 20 分钟以上；新近发生的心绞痛（病程在 2 个月以内）且程度严重；近期心绞痛逐渐加重（包括发作的频率、持续时间、严重程度和疼痛放射到新的部位）。

（三）诊断

不稳定型心绞痛是介于稳定型心绞痛和急性心肌梗死之间的一组临床心绞痛综合征，根据典型的胸痛症状和辅助检查，尤其是心电图改变，结合冠心病危险因素，非 ST 段抬高型急性冠状动脉综合征的诊断不难建立。

不稳定型心绞痛亚型包括：①初发型劳累性心绞痛：病程在 2 个月内新发生的心绞痛（从无心绞痛，或有心绞痛病史但在近半年内未发作过心绞痛）。②恶化型劳累性心绞痛：病情突然加重，表现为胸痛发作次数增加，持续时间延长，诱发心绞痛的活动阈值明显减低，按加拿大心脏病学会劳累性心绞痛分级（CCSC Ⅰ～Ⅳ）加重 1 级以上，并至少达到Ⅲ级，硝酸甘油缓解症状的作用减弱，病程在 2 个月之内。③静息型心绞痛：心绞痛发生在休息或安静状态，发作持续时间相对较长，含化硝酸甘油效果欠佳，病程在 1 个月内。④梗死后心绞痛：指 AMI 发病 24 小时至 1 个月内发生的心绞痛。⑤变异型心绞痛：休息或一般活动时发生的心绞痛，发作时心电图显示 ST 段暂时性抬高。

在做出不稳定型心绞痛的诊断之前需注意以下几点：

（1）不稳定型心绞痛的诊断应根据心绞痛发作的性质、特点、发作时体征、发作时心电图改变以及冠心病危险因素等，结合临床综合判断，以提高诊断的准确性。

（2）心绞痛发作时，心电图 ST 段抬高和压低的动态变化最具诊断价值，应及时记录发作时和症状缓解后的心电图，动态 ST 段水平型或下斜型压低（≥1mm）或 ST 段抬高（肢体导联≥1mm，胸导联≥2mm）有诊断意义。若发作时倒置的 T 波呈伪性改变（假正常化），发作后 T 波恢复原倒置状态，或以前心电图正常者近期内出现心前区多导联 T 波深倒，在排除非 Q 波性 AMI 后结合临床也应考虑 UAP 的诊断。当发作时心电图显示 ST 段压低（≥0.5mm 但 <1mm）时，仍需高度怀疑患本病。

（3）不稳定型心绞痛急性期应避免做任何形式的负荷试验，这些检查宜放在病情稳定后进行。

（四）西医治疗

急性冠状动脉综合征是内科急症，治疗结果主要受是否迅速诊断和治疗的影响。因此，要及早发现，及早治疗，并加强住院前的就地处理。尤其是 ST 段抬高型心肌梗死，是冠心病最危重的临床类型，更应及早发现、及早治疗。其治疗原则是，保护和维持心脏功能，挽救濒死的心肌，防止梗死面积的扩大，缩小心肌缺血范围，及时处理严重的心律失常、泵衰竭和各种并发症，防止猝死，使患者不但能够度过急性期，而且在康复后还能够尽可能多地保持有功能的心肌。

1. STEMI 的治疗

（1）住院后初始处理：所有 STEMI 患者到院后应立即给予吸氧，并进行心电图、血压和血氧饱和度监测，伴有严重低氧血症者需面罩加压给氧治疗，或气管插管并机械通气和镇痛治疗。

（2）经皮冠状动脉介入（PCI）治疗：PCI可快速有效开通梗死相关动脉，是STEMI急性期的首选治疗方法。

1）直接PCI：如果即刻可行，且能及时进行（就诊至球囊扩张时间小于90分钟），对发病12小时内的STEMI（包括正后壁心肌梗死）或伴有新出现或可能新出现左束支传导阻滞的患者应行直接PCI。年龄大于75岁，在发病36小时内出现休克，病变适合血管重建，并能在休克发生18小时内完成者，应行直接PCI，除非因为患者拒绝、有禁忌证和（或）不适合行有创治疗。症状发作12小时、无症状、血流动力学和心电稳定的患者不宜行直接PCI治疗。

2）转运PCI：高危STEMI患者就诊于无直接PCI条件的医院，尤其是有溶栓禁忌证或虽无溶栓禁忌证但已发病大于3小时的患者，可在抗栓（抗血小板或抗凝）治疗同时，尽快转运患者至可行PCI的医院。

（3）溶栓治疗：溶栓治疗具有快速、简便、经济、易操作的特点，其中静脉溶栓是较好的选择。

发病3小时内行溶栓治疗，其临床疗效与直接PCI相当。发病3~12小时内行溶栓治疗，其疗效不如直接PCI，但仍能获益。发病12~24小时内，如果仍有持续或间断的缺血症状和持续ST段抬高，溶栓治疗仍然有效。STEMI发生后，血管开通时间越早，则挽救的心肌越多。目标是在救护车到达的30分钟内开始溶栓。

（4）抗栓治疗：

1）抗血小板治疗：①阿司匹林：所有患者只要无禁忌证，均应立即口服水溶性阿司匹林或嚼服肠溶阿司匹林300mg，继以100mg/d长期维持。②噻吩吡啶类：在首次或再次PCI之前或当时应尽快服用氯吡格雷初始负荷量300mg（拟直接PCI者最好为600mg）。住院期间，所有患者继续服用氯吡格雷75mg/d。出院后，未置入支架患者，应使用氯吡格雷75mg/d至少28天，条件允许者也可用至1年。因急性冠状动脉综合征接受支架置入的患者，术后使用氯吡格雷75mg/d至少12个月。置入药物洗脱支架的患者可考虑服用氯吡格雷75mg/d达15个月以上。对阿司匹林禁忌者，可长期服用氯吡格雷。③血小板膜糖蛋白Ⅱb/Ⅲa（GPⅡb/Ⅲa）受体拮抗剂：阿昔单抗、依替非巴肽、替罗非班等，可选择性用于血栓负荷重的患者和噻吩吡啶类药物未给予适当负荷量的患者。

2）抗凝治疗：普通肝素；低分子量肝素；磺达肝癸钠；比伐卢定。

（5）抗心肌缺血和其他治疗：

1）硝酸酯类：如患者收缩压低于90mmHg或较基础血压降低大于30%、严重心动过缓或心动过速（心率大于100次/分）、拟诊右心室梗死，则不应使用硝酸酯类药物。

2）β受体阻滞剂：能够缩小心肌梗死面积，减少复发性心肌缺血、再梗死、室颤及其他恶性心律失常，对降低急性期病死率有肯定的疗效。无该药禁忌证时，应于发病后24h内常规口服应用。

3）血管紧张素转换酶抑制剂（ACEI）和血管紧张素受体阻滞剂（ARB）：可减少充盈性心力衰竭的发生，降低病死率。如无禁忌证，所有STEMI患者均应给予ACEI长期治疗。如果患者不能耐受ACEI，可考虑换用ARB。

4）他汀类药物：除调脂作用外，他汀类药物还具有抗炎、改善内皮功能、抑制血小板聚集的多效性，因此，所有无禁忌证的STEMI患者入院后应尽早开始他汀类药物治疗，且无须考虑胆固醇水平。他汀类治疗的益处不仅见于胆固醇升高患者，也见于胆固醇正常的冠心病患者。所有心肌梗死后患者都应该使用他汀类药物，将低密度脂蛋白胆固醇水平控制在2.6mmol/L以下。

（6）冠脉搭桥术（CABG）：对少数STEMI合并心源性休克不适宜PCI者，急诊CABG可降低病死率。

（7）治疗并发症。

2. NSTE－ACS 的治疗

非 ST 段抬高性急性冠状动脉综合征（NSTE－ACS）的处理旨在根据危险分层采取适当的药物治疗和冠脉血运重建策略。

（1）抗栓治疗与 STEMI 相似。

（2）抗心肌缺血和其他治疗与 STEMI 相似。

（3）溶栓治疗由于发病机制与 STEMI 存在不同，NSTE－ACS 不建议使用溶栓治疗。

（4）PCI 治疗：

1）高危患者：对高危 NSTE－ACS、心功能减退、梗死后早期心绞痛、最近 PCI、以往 CABG 史和中至高 GRACE（全球急性冠状动脉事件注册）危险积分的患者主张于症状发生最初 72 小时内行诊断性冠脉造影，然后根据病变情况作血运重建治疗。对心肌缺血极高危患者，即难治性心绞痛伴心力衰竭、危及生命的室性心律失常或血流动力学不稳定，可行紧急侵入性策略的患者，推荐早期（＜24 小时）采取侵入性策略。

2）早期稳定患者：对发生临床事件高风险的 NSTE－ACS 患者，如无严重并发症或血运重建禁忌证，应及早行冠脉造影或血运重建。对最初稳定的高危 NSTE－ACS 患者，应早期介入（入院 12～24 小时内）。对最初稳定且无严重并发症和血运重建禁忌证的 NSTE－ACS 患者，最初可考虑保守治疗，以后的治疗决策（保守或介入）由医生根据病情或患者的意愿决定。

3）低至中危患者：对低至中危且无症状复发的 NSTE－ACS 患者，行无创性心肌缺血评估。心肌血运重建策略（PCI 或 CABG）应基于临床症状和冠脉病变严重性考虑。

4）严重并存疾病患者：肝功能和肺功能衰竭或癌肿患者，不主张行早期诊断性冠脉造影和血运重建。

（5）冠脉搭桥术（CABG）。

（6）治疗并发症。

四、中医药治疗

一直以来，对于本病的认识多从临床病理表现进行描述，将之归属"胸痹""心痛"范畴。但从"冠状动脉粥样硬化性心脏病的病理基础是冠状动脉出现粥样硬化，其病理特点是动脉管壁增厚变硬、弹性减退、管腔缩小"来看，本病的基本病理变化为粥样硬化之病理息积心脉所致，是因于"心脉积"而出现的一系列临床症状。因此，治疗本病，认识"心脉积"之病理为第一要务。

中医学认为，本病的形成是由于正气亏虚，饮食、情志、寒邪等所引起的以痰浊、瘀血、气滞、寒凝痹阻心脉，以膻中或左胸部发作性憋闷、疼痛为主要临床表现的一种病证。轻者偶发短暂轻微的胸部沉闷或隐痛，或为发作性膻中或左胸含糊不清的不适感；重者疼痛剧烈，或呈压榨样绞痛。常伴有心悸，气短，呼吸不畅，甚至喘促，惊恐不安，面色苍白，冷汗自出等。多由劳累、饱餐、寒冷及情绪激动而诱发，亦可无明显诱因或安静时发病。

针对本病本虚标实，虚实夹杂，发作期以标实为主，缓解期以本虚为主的病机特点，其治疗应补其不足，泻其有余。本虚宜补，权衡心之气血阴阳之不足，有无兼见肝、脾、肾脏之亏虚，调阴阳补气血，调整脏腑之偏衰，尤应重视补心气、温心阳；标实当泻，针对气滞、血瘀、寒凝、痰浊而理气、活血、温通、化痰，尤重活血通络、理气化痰。补虚与祛邪的目的都在于使心脉气血流通，通则不痛，故活血通络法在不同的证型中可视病情，随证配合。由于本病多为虚实夹杂，故要做到补虚勿忘邪实，祛实勿忘本虚，权衡标本虚实之多少，确定补泻法度之适宜。同时，在胸痹心痛的治疗中，尤其在真心痛的治疗时，在发病的前三四天内要警惕并预防脱证的发生，对减少死亡率、提高治愈率更为重要。必须辨清证候之顺逆，一旦发现脱证之先兆，如疼痛剧烈，持续不解，四肢厥冷，大汗淋漓，神萎或烦躁，气短喘促，脉或速或迟或结或代，或脉微欲绝等必须尽早使用益气固脱之品，并中西医结合救治。

1. 寒凝心脉

临床表现：卒然心痛如绞，或心痛彻背，背痛彻心，或感寒痛甚，心悸气短，形寒肢冷，冷汗自出，苔薄白，脉沉紧或促。多因气候骤冷或感寒而发病或加重。

治法：温经散寒，活血通痹。

方药：当归四逆汤。

药用桂枝、细辛、当归、芍药、甘草、通草、大枣。

疼痛较著者，可加延胡索、郁金活血理气止痛。若疼痛剧烈，心痛彻背，背痛彻心，痛无休止，伴有身寒肢冷，气短喘息，脉沉紧或沉微者，为阴寒极盛，胸痹心痛重证，治以温阳逐寒止痛，方用乌头赤石脂丸，苏合香丸或冠心苏合香丸，芳香化浊，理气温通开窍，发作时含化可迅速止痛。

2. 气滞心胸

临床表现：心胸满闷不适，隐痛阵发，痛无定处，时欲太息，遇情志不遂时容易诱发或加重，或兼有脘腹胀闷，得嗳气或矢气则舒，苔薄或薄腻，脉细弦。

治法：疏调气机，和血舒脉。

方药：柴胡疏肝散加减。

药用香附、川芎、陈皮、枳壳、白芍、柴胡。若兼有脘胀、嗳气、纳少等脾虚气滞的表现，可用逍遥散疏肝行气，理脾和血。若气郁日久化热，心烦易怒，口干，便秘，舌红苔黄，脉数者，用丹栀逍遥散疏肝清热。如胸闷心痛明显，为气滞血瘀之象，可合用失笑散，以增强活血行瘀、散结止痛之作用。

气滞心胸之胸痹心痛，可根据病情需要，选用木香、沉香、降香、檀香、延胡索、厚朴、枳实等芳香理气及破气之品，但不宜久用，以免耗散正气。如气滞兼见阴虚者可选用佛手、香橼等理气而不伤阴之品。

3. 痰浊闭阻

临床表现：胸闷重而心痛轻，形体肥胖，痰多气短，遇阴雨天而易发作或加重，伴有倦怠乏力，纳呆便溏，口黏，恶心，咯吐痰涎，苔白腻或白滑，脉滑。

治法：通阳泄浊，豁痰开结。

方药：瓜蒌薤白半夏汤加味。

药用瓜蒌、薤白、半夏。常加枳实、陈皮行气滞，破痰结；加石菖蒲化浊开窍；加桂枝温阳化气通脉；加干姜、细辛温阳化饮，散寒止痛。全方加味后共奏通阳化饮，泄浊化痰，散结止痛。

若患者痰黏稠，色黄，大便干，苔黄腻，脉滑数，为痰浊郁而化热之象，用黄连温胆汤清热化痰，因痰阻气机，可引起气滞血瘀，另外，痰热与瘀血往往互结为患，故要考虑到血脉滞涩的可能，常配伍郁金、川芎理气活血，化瘀通脉。

若痰浊闭塞心脉，卒然剧痛，可用苏合香丸芳香温通止痛。

胸痹心痛，痰浊闭阻可酌情选用天竺黄、天南星、半夏、瓜蒌、竹茹、苍术、桔梗、莱菔子、浙贝母等化痰散结之品。

4. 瘀血痹阻

临床表现：心胸疼痛剧烈，如刺如绞，痛有定处，甚则心痛彻背，背痛彻心，或痛引肩背，伴有胸闷，日久不愈，可因暴怒而加重，舌质黯红，或紫黯，有瘀斑，舌下静脉曲张，苔薄，脉涩或结、代、促。

治法：活血化瘀，通脉止痛。

方药：血府逐瘀汤加减。

药用桃仁、红花、当归、川芎、生地、赤芍、牛膝、桔梗、枳壳、柴胡等。兼寒者，可加细辛、桂枝等温通散寒之品；兼气滞者，可加沉香、檀香辛香理气止痛之品；兼气虚者，加黄芪、党参、白术等补中益气之品。

若瘀血痹阻重证，表现胸痛剧烈，可加乳香、没药、郁金、延胡索、降香、丹参等加强活血理气止痛的作用。

5. 心气不足

临床表现：心胸阵阵隐痛，胸闷气短，动则益甚，心中动悸，倦怠乏力，神疲懒言，面色㿠白，或易出汗，舌质淡红，舌体胖边有齿痕，苔薄白，脉细缓或结代。

治法：补养心气，鼓动心脉。

方药：保元汤加减。

药用人参、黄芪、炙甘草、肉桂、生姜。若兼见心悸气短，头昏乏力，胸闷隐痛，口苦咽干，心烦失眠，舌红或有齿痕者，为气阴两虚，可用养心汤养心宁神，方中当归、生地、熟地、麦冬滋阴补血；人参、五味子、炙甘草补益心气；酸枣仁、柏子仁、茯神养心安神。

6. 心阴亏损

临床表现：心胸疼痛时作，或灼痛，或隐痛，心悸怔忡，五心烦热，口燥咽干，潮热盗汗，舌红少津，苔薄或剥，脉细数或结代。

治法：滋阴清热，养心安神。

方药：天王补心丹加减。

药用生地、玄参、天冬、麦冬、丹参、当归、茯苓、柏子仁、酸枣仁、五味子、远志、桔梗等。若阴不敛阳，虚火内扰心神，心烦不寐，舌尖红少津者，可用酸枣仁汤清热除烦安神；如不效者，再予黄连阿胶汤，滋阴清火，宁心安神。若阴虚导致阴阳气血失和，心悸怔忡症状明显，脉结代者，用炙甘草汤，方中重用生地，配以阿胶、麦冬、麻仁滋阴补血，以养心阴；人参、大枣补气益胃，资脉之本源；桂枝、生姜以行心阳。诸药同用，使阴血得充，阴阳调和，心脉通畅。

若心肾阴虚，兼见头晕，耳鸣，口干，烦热，心悸不宁，腰膝酸软，用左归饮补益肾阴。若阴虚阳亢，风阳上扰，加珍珠母、磁石、石决明等重镇潜阳之品，或用羚羊钩藤汤加减。如心肾真阴欲竭，当用大剂西洋参、鲜生地、石斛、麦冬、山萸肉等急救真阴，并佐用牡蛎、乌梅肉、五味子、甘草等酸甘化阴。

7. 心阳不振

临床表现：胸闷或心痛较著，气短，心悸怔忡，自汗，动则更甚，神倦怯寒，面色㿠白，四肢欠温或肿胀，舌质淡胖，苔白腻，脉沉细迟。

治法：补益阳气，温振心阳。

方药：参附汤合桂枝甘草汤。

药用人参、附子、桂枝、甘草。若阳虚寒凝心脉，心痛较剧者，可酌加鹿角片、川椒、吴茱萸、荜茇、高良姜、细辛、川乌、赤石脂。若阳虚寒凝而兼气滞血瘀者，可选用薤白、沉香、降香、檀香、延胡索、乳香、没药等偏于温性的理气活血药物。

若心肾阳虚，可合肾气丸治疗。心肾阳虚兼见水饮凌心射肺，而出现水肿、喘促、心悸，用真武汤温阳化气行水。若心肾阳虚，虚阳欲脱厥逆者，用四逆加人参汤，温阳益气，回阳救逆。若见大汗淋漓、脉微欲绝等亡阳证，应用参附龙牡汤，并加用大剂山萸肉，以温阳益气，回阳固脱。

第二节　动脉粥样硬化性脑血管病

脑血管病，泛指脑部血管的各种疾病，包括脑动脉粥样硬化、血栓形成、管腔狭窄和闭塞、脑动脉炎、脑动脉损伤、脑动脉瘤、颅内血管畸形、脑动静脉瘘等，其共同特点是引起脑组织的缺血或出血性意外，导致患者残疾或死亡，发病率占神经系统总住院病例的 25% ~50%。

动脉粥样硬化发生于脑动脉，常常可导致脑卒中等脑血管疾病。

脑卒中包括缺血性脑卒中和出血性脑卒中，其中缺血性脑卒中约占

70%～80%，又称脑梗死，包括脑血栓形成和脑栓塞。脑梗死的发病率、患病率和死亡率随年龄增长，50%～70%的存活者遗留瘫痪、失语等严重残疾，给社会和家庭带来沉重负担。研究证明，动脉粥样硬化是本病的基本病因。

脑血管疾病的分类方法很多，本节主要讨论缺血性即动脉粥样硬化性脑梗死。

一、病因与发病机制

动脉粥样硬化性脑梗死，又称为动脉硬化血栓形成性脑梗死，是由于供应脑中血流的动脉粥样硬化和血栓形成导致动脉管壁增厚、管腔狭窄和闭塞，引起脑局部血流减少或供血中断，脑组织缺血缺氧导致坏死软化，临床表现为一组突然发生的局灶性神经功能缺损的症状体征。

（一）病因与好发部位

动脉粥样硬化是本病的基本病因，主要发生在供应脑部血流的管径约500μm以上的大动脉和中等动脉，是全身性动脉粥样硬化症的组成部分。脑动脉粥样硬化好发于颈动脉起始段、颈内动脉近分叉处和虹吸段、大脑中动脉起始段、椎动脉、基底动脉和主动脉弓。脑动脉粥样硬化最严重的部位在颈内动脉近分叉处和基底动脉的上段。

（二）发病机制

脑是人体中最为娇嫩的器官。脑神经元的代谢需求远较其他组织高，而脑组织几乎没有能源储备，需要血液循环连续供应氧和葡萄糖。发生脑卒中的最直接原因是神经元的代谢需求与局部血液循环所能提供的氧及其他营养物之间骤然供不应求所致。目前，研究得较为深入的机制包括以下五个方面：

1. 原位动脉血栓形成性闭塞

粥样硬化的动脉由于受到不稳定斑块、炎症、自身免疫、遗传易感性的因素影响而出现斑块纤维帽破裂或斑块内出血，导致动脉的内皮细胞层损伤，促进组织因子的释放，血小板聚集，血凝块的形成，造成血管闭塞。

2. 动脉—动脉栓塞

来自心脏或大血管的栓子随着血液被冲向远端分支，导致远端栓塞引起脑梗死。心房纤颤是导致心源性脑栓塞最常见的原因，而颈动脉粥样硬化病变产生的栓子，已被经颅多普勒（TCD）微栓子信号监测，证实为另一重要来源。与动脉源性的栓塞相比，心源性的栓塞引起的脑卒中梗死面积更大，原因可能与凝血块较大或侧支循环代偿不足有关。

3. 血流动力不足（低灌注/栓子清除下降）

血压的突然升高或降低、血流速度的缓慢和血液流变学改变时，颅内狭窄的血管易产生湍流，在侧支循环代偿不足的情况下，出现远端脑组织低灌注或血管内栓子清除能力下降，引发脑梗死。此类机制的梗死病灶仅位于分水岭区，在病变血管分布区内没有急性皮质梗死灶或区域性梗死灶。与临床症状对应的颅内或颅外血管狭窄程度通常大于70%，伴有或不伴有低灌注或侧支代偿不好的证据。

低灌注指因为单纯的血流灌注下降而导致动脉交界区出现分水岭梗死灶，而栓子清除下降则是指当微栓子进入血流灌注相对不足的交界区后不容易被清除，堆积下来而造成的分水岭区梗死。上述两种发病机制难以截然分开，目前所开展的TCD微栓子监测可以帮助了解该机制的发生。

4. 载体动脉（斑块或血栓）阻塞穿支动脉

载体动脉存在斑块或任何程度狭窄的证据。例如在基底核区发生急性孤立梗死灶，在同侧大脑中动脉分布区不存在其他急性梗死灶；或者在脑桥发生急性孤立梗死灶，而在基底动脉供血区内不存在其他急性梗死灶。该急性孤立梗死灶推断是由载体动脉的斑块突出后堵塞了穿支动脉的血流所致。

5. 混合机制

近年来的影像学研究表明，脑动脉粥样硬化往往是上述两种或两种以上机制同时存在。

二、病理改变

脑动脉粥样硬化和全身各处动脉粥样硬化相同，主要改变是动脉内膜深层的脂肪变性和胆固醇沉积形成粥样硬化斑块以及各种继发病变，使管腔狭窄甚至闭塞。管腔狭窄需达到 80%～90% 时才可能影响脑血流量。在血流动力学作用下粥样硬化斑块可加速内膜破裂、内膜下出血和内膜溃疡形成。动脉粥样硬化的斑块或血栓的碎屑可脱落进入血流，成为动脉—动脉脑栓塞的栓子来源。硬化动脉可因管壁弱化，形成梭形动脉瘤，动脉瘤内可形成血栓而闭塞血管，或因梭形扩大压迫周围神经组织而引起各种临床症状。大体病理检查时，可见硬化血管呈乳白色或黄色，粗细不匀，管壁变硬，血管伸长或弯曲，有的部分梭形扩张，血管内膜下可看到黄色的粥样硬化斑块。动脉硬化性脑梗死一般为血供不足引起的白色梗死，但有时也可成为出血性梗死。在缺血、缺氧的损害下出现神经细胞坏死和凋亡两种方式。

脑缺血性病变的病理分期：

（1）超早期（1～6 小时）：病变脑组织变化不明显，可见部分血管内皮细胞、神经细胞及星形胶质细胞肿胀，线粒体肿胀空化。

（2）急性期（6～24 小时）：缺血区脑组织苍白和轻度肿胀，神经细胞、胶质细胞及内皮细胞呈明显缺血改变。

（3）坏死期（24～48 小时）：大量神经细胞消失，胶质细胞坏变，中性粒细胞、淋巴细胞及巨噬细胞浸润，脑组织明显水肿。

（4）软化期（3 天～3 周）：病变区液化变软。

（5）恢复期（3～4 周后）：液化坏死脑组织被格子细胞清除，脑组织萎缩，小病灶形成胶质瘢痕，大病灶形成卒中囊，此期持续数月至两年。

三、临床表现

动脉粥样硬化性脑血栓形成的临床表现为一组突然发生的局灶性神经功能缺失症状及体征，主要临床表现为动脉粥样硬化性脑梗死，多见于中老年人，多伴有高血压病、糖尿病或心脏病病史，常在安静或睡眠中发病，部分病例有短暂性脑缺血发作（TIA）、前驱症状如肢体麻木无力等局灶性体征，多在发病后 10 余小时或 1～2 天达到高峰。患者意识清楚或有轻度意识障碍。损害的症状主要根据受累及脑动脉的供血分布而定，不同供血区域损害的特征症状也有所不同。按照血管供应的神经解剖结构的功能，可以将脑血管病分为以下数种血管综合征。

1. 大脑前动脉闭塞综合征

交通动脉前主干闭塞，可因对侧代偿不出现症状；交通动脉后闭塞可导致对侧中枢性面舌瘫与下肢瘫；尿失禁（旁中央小叶受损），淡漠、反应迟钝、欣快和缄默等（额极与胼胝体受损），强握及吸吮反射（额叶受损）；优势半球病变可出现 Broca 失语（表达性失语或运动性失语）和上肢失用。皮质支闭塞可导致对侧中枢性下肢瘫，可伴感觉障碍（胼周和胼缘动脉闭塞）；对侧肢体短暂性共济失调、强握反射及精神失常等症状（眶动脉及额极动脉闭塞）。深穿支闭塞引起对侧中枢性面舌瘫、上肢近端轻瘫（累及内囊膝部及部分前肢）。

2. 大脑中动脉闭塞综合征

主干闭塞导致病灶对侧中枢性面舌瘫与偏瘫（基本均等性）、偏身感觉障碍及偏盲（三偏）；优势半球受累出现完全性失语症，非优势半球出现体象障碍。因大脑中动脉分支受累不同，还可分为：

（1）上部分支卒中：包括眶额、额部、中央前回及顶前部分支，导致病灶对侧面部、手及上肢轻偏瘫和感觉缺失，下肢不受累，伴 Broca 失语（优势半球）和体象障碍（非优势半球），无同向性偏盲；

（2）下部分支卒中：包括颞极、颞枕部和颞叶前中后部分支，较少单独出现，导致对侧同向性偏盲，下部视野受损严重；对侧皮质感觉如图形觉和实体辨别觉明显受损，病觉缺失、穿衣失用和结构性失用等，无偏瘫；优势半球受累出现 Wernicke 失语（感觉性失语），非优势半球出现急性意识模糊状态。深穿支闭塞导致病变出现皮质下失语。

3. 颈内动脉闭塞综合征

颈内动脉卒中可无症状，或引起前 2/3 脑的大面积梗死，但更常见的是表现为不同类型的大脑中动脉综合征。当颈动脉缺血时，可出现单眼一过性黑蒙，偶见永久性失明（视网膜动脉缺血）或 Horner 征（颈上交感神经节后纤维受损），伴对侧偏瘫、偏深感觉障碍或同向性偏盲等（大脑中动脉缺血），优势半球受累伴失语症，非优势半球可有体象障碍。颈动脉搏动减弱或血管杂音，亦可出现晕厥发作或痴呆。

4. 大脑后动脉闭塞综合征

（1）深穿支闭塞：丘脑穿通动脉产生红核丘脑综合征——病侧小脑性共济失调、意向性震颤、舞蹈样不自主运动，对侧感觉障碍。

（2）丘脑膝状体动脉出现丘脑综合征——对侧深感觉障碍、自发性疼痛、感觉过度、轻偏瘫、共济失调和舞蹈—手足徐动症等。

闭塞时引起枕叶皮层闭塞，可有对侧偏盲（黄斑回避）；中央支闭塞可导致丘脑梗死，表现为丘脑综合征：对侧偏身感觉减退，感觉异常和丘脑性疼痛和锥体外系症状。

5. 椎—基底动脉闭塞综合征

基底动脉主干闭塞将会引起大面积的脑桥梗死、眼肌麻痹、瞳孔缩小、四肢瘫痪、多数脑神经麻痹及小脑症状等。病情较为严重的患者可迅速昏迷，高热达 41～42℃。

脑桥梗死的患者可产生闭锁综合征，病人常有以下表现：①意识清楚，能听懂别人讲话，明白问话，可用睁、闭眼或眼球活动示意回答；②四肢全瘫，双侧病理反射阳性；③对疼痛刺激及声音能感知，听力正常，偶有偏身感觉障碍，刺激肢体可出现去脑强直；④预后差，多在数小时或数日内死亡，能存活数日者少见。

6. 小脑后下动脉闭塞综合征

此综合征也称延髓背外侧综合征，是脑干梗死最常见类型。导致眩晕、呕吐、眼球震颤（前庭神经核）；交叉性感觉障碍（三叉神经背束核及对侧交叉的脊髓丘脑束受损）；同侧 Horner 征（霍纳综合征，即颈交感神经麻痹综合征）；饮水呛咳、吞咽困难和声音嘶哑（疑核受损）；同侧小脑性共济失调（绳状体或小脑受损）。小脑后下动脉解剖变异较多，常见不典型临床表现。

7. 小脑上动脉闭塞综合征

为脑桥病变中较少见的综合征，其特点为同侧小脑症状和对侧痛温觉障碍。病程缓慢进行性发展，可持续数十年。

四、诊断

（一）动脉粥样硬化性脑梗死

该病好发于中年以后，但目前有年轻化的趋势。多伴有高血压、心脏病、短暂性脑缺血发作、糖尿病或卒中病史。通常急性起病，在数小时内发展至高峰，少数在起病 24 小时后持续恶化。一部分病人于睡眠中发病，晨醒后才发现异常。

（1）多有动脉粥样硬化及高血压病史；

（2）发病年龄较大；

（3）发病前可有短暂性脑缺血发作；

（4）多在安静休息时发作，如晨起突然发病；

（5）症状逐渐加重，患者大多意识清楚，但是偏瘫、失语等神经系统局灶体征较为明显；

（6）脑脊液多正常，CT 检查低密度灶于 24～48 小时后出现。

（二）心源性脑栓塞

心源性脑栓塞是脑栓塞中最常见的，约 75% 的心源性栓子栓塞于脑部，引起脑栓塞常见的心脏疾病有心房颤动、心脏瓣膜病、感染性心内膜炎、心肌梗死、心肌病、心脏手术、先天性心脏病、心脏黏液瘤等。本病任何年龄均可诱发，以青壮年较多见，病前多有风湿性心脏病、心房颤动及大动脉粥样硬化等病史。临床上有时不容易区分栓子来源。

脑栓塞患者多起病急，症状常在数秒或数分钟内达高峰，多数患者有神经系统体征，可表现为偏瘫、失语等局灶性神经功能缺损。头颅 CT 在发病 24 小时内可无明显异常，但脑 CT 扫描阴性不能排除脑栓塞，发病 24～48 小时后可见栓塞部位有低密度梗死灶，边界欠清晰，并可有一定的占位效应；头 MRI 有助于早期发现小的栓塞病灶，对于脑干和小脑病变 MRI 要明显优于 CT。

（三）腔隙性脑梗死

该病多见于中老年患者，男性多发，半数以上的患者有高血压病史，逐渐或者突然出现偏身感觉障碍或偏瘫等局灶性神经症状。该病通常情况下，症状轻、体征不复杂甚至较为单一，无头痛、颅内高压和意识障碍的表现，预后较好，许多患者无临床症状，于头颅影像学检查时才发现。

其诊断采用临床、病理及 CT 扫描相结合的方法。

（1）发病多由高血压动脉硬化引起，呈急性或亚急性起病；

（2）多无意识障碍；

（3）腰穿脑脊液无红细胞；

（4）临床表现都不严重，较常表现为纯感觉性卒中、纯运动性轻偏瘫、共济失调性轻偏瘫，构音不全—手笨拙综合征或感觉运动性卒中等；

（5）有条件时行 CT 检查，以明确诊断。

五、鉴别诊断

（一）脑出血

脑出血常在活动中起病。发病时血压急剧升高，症状很快达到高峰，常有头痛、呕吐、意识障碍、偏瘫、瞳孔不等大、脑膜刺激征阳性以及高血压病史，CT 检查可明确。

（二）非动脉粥样硬化性脑梗死

非动脉粥样硬化性脑梗死包括心源性栓子、感染性菌栓、脓栓、虫栓、癌栓等，还见于血液病如镰状细胞贫血、真性红细胞增多症，以及某些结缔组织疾病的血管炎等引起的梗死。

（三）颅内占位性病变

少数脑肿瘤、慢性硬膜下血肿和脑脓肿的患者可以突然起病，易与脑梗死混淆。

（四）颅脑损伤

脑卒中发病时患者常有头面部损伤，但应分清是因损伤而致的神经功能障碍，还是因脑卒中而导致的损伤。

六、西医治疗

积极合理的治疗可挽救患者的生命，减少神经功能残疾程度和降低复发率。

（一）治疗原则

（1）早发现早治疗；

（2）针对梗死后缺血及再灌注损伤等症状进行综合保护治疗；

（3）采取辨证论治，个体化治疗；

（4）对于脑卒中的危险因素及时给予预防性干预。

（二）急性期治疗

1. 一般治疗

一般治疗主要为对症治疗，包括处理并发症和维持生命体征。

（1）吸氧与呼吸支持：无低氧血症的患者不需要常规吸氧。合并低氧血症患者应给予吸氧，气道功能严重障碍者应予气管插管或气管切开和辅助呼吸。

（2）心脏监测与心脏病变处理：脑梗死后 24 小时内应常规进行心电图检查，必要时进行心电监护，以便早期发现心脏病变并进行相应处理。

（3）体温控制：对于体温大于 38℃的患者应采取退热措施，存在感染者应给予抗生素治疗。

（4）血糖：脑卒中急性期患者很常见的伴有症状之一是高血糖，为脑卒中应急反应所致。

（5）感染：脑卒中特别是存在意识障碍的患者，常因在急性期容易发生泌尿系及呼吸道感染而导致病情加重。采用适当的体位可预防肺炎的发生。一旦发生肺部感染，应用抗生素治疗并进行呼吸支持。

（6）脑水肿与颅内压增高：严重脑水肿和颅内压增高是急性重症脑梗死的常见并发症，也是死亡的主要原因之一。治疗目标是降低颅内压、维持脑灌注及预防脑疝的发生。

（7）上消化道出血：应激性溃疡较易发生于高龄和重症的脑卒中患者的急性期，建议常规应用抗溃疡药物；对于已经发生消化道出血的患者，应该局部应用止血药并进行冰盐水洗胃。

（8）深静脉血栓形成和肺栓塞：深静脉血栓形成最重要的并发症为肺栓塞。应鼓励病人尽早活动、抬高下肢，尽量避免下肢静脉输液。对于发生深静脉血栓形成和肺栓塞风险且无禁忌者，可给予低分子肝素或普通肝素，有抗凝禁忌者给予肠溶阿司匹林等抗血小板治疗。

2. 特殊治疗

特殊治疗包括超早期溶栓、抗血小板聚集、抗凝、保护血管内皮细胞和外科治疗等。

（1）静脉溶栓。

适应证：年龄 18～80 岁，临床诊断急性缺血性脑卒中，发病至静脉溶栓开始时间 4.5 小时，影像学检查排除颅内出血。

禁忌证：年龄大于 80 岁；血压大于 200/100mmHg 或经治疗后血压未能降低到 180/100mmHg 以下；神经功能障碍迅速改善或非常轻微；发病时间无法确定，可能超过 4.5 小时；有外伤骨折或活动性内出血的证据，不排除颅内出血；既往有颅内出血、动静脉畸形或颅动脉瘤病史；近 3 周内有胃肠或泌尿系统出血；近 2 周内进行过大的外科手术；近 1 周内有在不易压迫止血部位的动脉穿刺；近 3 个月内有脑梗死或心肌梗死史，但不包括陈旧性腔隙梗死而未遗留神经功能体征；严重心、肝、肾等实质脏器疾病；妊娠。

常用的溶栓药物：①尿激酶（UK）：100 万～150 万 U 加入 0.9% 生理盐水 100～200mL，持续 30 分钟静脉滴注；②重组组织型纤溶酶原激活物（rt-PA）：一次用量 0.9mg/kg，最大剂量不超过 90mg，先静脉注射 10% 的剂量（时间大于 1 分钟），其余剂量在 1 小时内静脉滴注。

（2）动脉溶栓：适用于大动脉闭塞引起的较为严重的脑卒中患者。由于缺乏充分的证据证实动脉溶栓的获益，因此，目前一线的血管内治疗是血管内机械取栓治疗，而不是动脉溶栓。

（3）抗血小板治疗：脑卒中后 48 小时内口服阿司匹林能够显著降低随访期末的病死或残疾率，减少复发，仅轻度增加症状性颅内出血的风险。对于不符合溶栓适应证且无禁忌证的缺血性脑卒中患者应在发病后尽早给予口服阿司匹林（每日 150～300mg）。急性期后可改为预防剂量（每日 50～150mg）。溶栓治疗者，阿司匹林等抗血小板药物应在溶栓 24 小时后开始使用。对于不能耐受阿司匹林者，可考虑选用氯吡格雷等抗血小板药物。

（4）抗凝治疗：除心源性脑栓塞的患者，一般不推荐早期进行抗凝治疗，避免增加出血的风险。常用药物有肝素、低分子肝素和华法林。但是对于有形成肺栓塞和深静脉血栓危险的合并高凝状态的高危患者，可以使用预防性抗凝治疗。

（5）紧急血管内治疗：机械取栓治疗的时间窗为8小时，一般在动脉溶栓无效时使用，也可合并进行其他血管内治疗，如血管内支架置入术和经皮腔内血管成形术等。

（三）恢复期治疗

急性脑卒中恢复期指发病后6个月，大于6个月称后遗症期，通常规定脑卒中发病2周后即应进入恢复期而进行恢复期相对应的治疗。对于病情稳定的急性脑卒中患者，应尽早启动卒中的二级预防，包括控制卒中危险因素、抗血小板治疗、抗凝治疗和康复治疗。

附：动脉粥样硬化性脑血管病的三级预防

一、一级预防

一级预防是指发病前控制脑卒中的病因及危险因素，阻断疾病发生的病因预防。未发生脑卒中但有发生风险的人群或个体称为危险人群。方法是对危险人群尽早、积极、有效干预危险因素，防止和减少脑卒中的发生。主要措施是通过改变不健康的生活方式，积极主动地控制各种危险因素，降低人群发生脑卒中的危险。目前，已明确的脑卒中可干预危险因素包括高血压、心脏病、糖尿病、血脂异常、高凝状态、颈动脉狭窄、高同型半胱氨酸血症、代谢综合征以及不健康生活习惯和心理因素等。

（1）高血压病：高血压病是脑卒中最重要并且可干预的危险因素，脑卒中的发病率和死亡率的增加与高血压关系十分密切。降压的目的也在于降低脑卒中发生或复发等主要血管事件。

对于35岁以上人群进行首诊测血压，一旦发现新发高血压患者，即纳入监测管理对象；对于高血压患者应该坚持定期测血压，规范使用降压药物，将血压控制在理想水平；加大对Ⅱ级高血压患者的监控力度，根据病情及时调整治疗方案；对于经过规范服药治疗仍不能控制的Ⅲ级高血压患者，应住院治疗，使血压达标。

（2）糖尿病：糖尿病是缺血性脑卒中的独立危险因素。糖尿病患者的血糖水平以及疾病控制程度直接影响脑卒中的病情轻重和预后。

（3）脂代谢异常：血脂升高可加速动脉硬化及斑块形成，降脂治疗能够延缓动脉硬化的发展过程，是减少脑卒中发生的重要措施。

（4）颈内外血管硬化：当颈动脉狭窄超过70%时，脑卒中的风险是无颈动脉狭窄的人的2倍。

（5）高同型半胱氨酸血症：降低血中同型半胱氨酸水平，对于脑卒中的一级预防具有重要的临床价值。

（6）生活方式：生活方式是脑卒中的独立危险因素，改变不良的生活习惯和方式对于脑卒中的预防非常重要。

（7）吸烟和饮酒：长期吸烟者患脑卒中的概率是不吸烟者的6倍，长期被动吸烟者脑卒中的发病概率可增加1.82倍。长期大量饮酒者发生出血性脑卒中的概率比不喝酒者高3倍，但对于缺血性脑卒中的影响目前尚不清楚。

（8）社会心理因素：抑郁是脑卒中的独立危险因素之一，正性情绪对脑卒中的发生有保护作用。

二、二级预防

二级预防是针对脑血管病恢复期和后遗症期，或者既往有脑血管病史的个体，通过积极控制危险因素，防止轻型脑血管病发展为严重的脑血管病，预防疾病复发等所采取的必要措施。

二级预防主要有：调整生活方式、管理可干预的危险因素、抗血栓治疗等。

（1）干预危险因素，包括控制血压、控制血糖、降脂治疗等。

（2）抗栓治疗，包括抗血小板聚集和抗凝治疗。

（3）手术治疗，动脉内膜剥脱术是目前治疗颈动脉狭窄的经典方式，颈动脉支架置入术治疗颈动脉狭窄也具有很高的成功率。

三、三级预防

三级预防是指对疾病发生后造成残疾所开展的功能康复，减轻对患者身体的影响程度，降低致残率，避免该病的进一步发展或者减少并发症，提高患者对长期残疾的适应能力。一般在脑血管病急性发作期14日之内进行干预治疗。因为此时病情极不稳定，常常出现多种并发症，如颅内压增高、脑水肿、出血、癫痫、吞咽困难、肺炎、深静脉血栓形成等，随时有病情加重甚至死亡的危险。针对以上并发症，临床上采取的措施包括：卧床，避免激动、用力，避免头部过度扭曲；必要时给予脱水降颅压治疗；及时使用或停用抗凝、抗栓、抗血小板药物；预防性使用抗生素；鼓励家属尽早帮助患者被动活动；病情稳定后尽快给予康复治疗。

七、中医药治疗

高血压病和动脉粥样硬化，是脑卒中最主要和最常见的原因。

脑卒中是一组以脑部缺血及出血性损伤症状为主要临床表现的疾病，又称脑中风或脑血管意外，具有极高的病死率和致残率，主要分为出血性脑卒中（脑出血或蛛网膜下腔出血）和缺血性脑卒中（脑梗死、脑血栓形成）两大类，以脑梗死最为常见。

"卒中"，所反映的是患者突然昏仆，不省人事，半身不遂，口舌歪斜，或不经昏仆，仅见半身不遂，口舌歪斜，言语不利，偏身麻木为主的一组病证。其是对患者发病急、重的一种病理描述，其基本的病理变化是粥样硬化之病理息积脑脉所致，是因于"脑脉积"而出现的一系列临床症状。

由于本书主要讨论缺血性即动脉粥样硬化性脑梗死，因此以下所述内容也是针对脑梗死的治疗。

脑梗死属中医中风的范畴。发病过程中一般无神志改变，表现为不经昏仆而突然发生口眼歪斜、语言不利、半身不遂等，属中风或中经络。参考2002年中国医药科技出版社出版的《中药新药临床研究指导原则》，主要分为风火上扰、痰热腑实、风痰瘀阻、气虚血瘀和阴虚风动五个证型。

1. 风火上扰

临床表现：半身不遂、口舌歪斜，舌强语謇或不语，偏身麻木，眩晕头痛，面红目赤，口苦咽干，心烦易怒，尿赤便干，舌质红或红绛，舌苔薄黄，脉弦有力。

治法：平肝潜阳，化痰通络。

方药：镇肝熄风汤。

药用牡蛎、怀牛膝、玄参、生赭石、生龙骨、生龟板、生杭芍、天冬、川楝子、生麦芽、茵陈、甘草等。热盛者加黄芩、栀子、大黄，或酌加地龙、钩藤等熄风药物。

2. 痰热腑实

临床表现：半身不遂，口歪语謇或突然昏倒，兼见面红目赤，口干气粗，身热烦躁，便秘，小便黄赤。舌红苔黄腻，脉弦滑而数。

治法：化痰泄热，宣窍通络。

方药：导痰汤。

药用陈皮、半夏、枳实、茯苓、南星、甘草。根据病情酌加远志、石菖蒲、天竺黄、竹茹、黄芩等清热化痰开窍，或菊花、钩藤等熄风药。

3. 风痰瘀阻

临床表现：半身不遂，口舌歪斜，舌强语謇或不语，偏身麻木，头晕目眩、舌质黯淡，舌苔薄白或白腻，脉弦滑。

治法：祛风活血，化痰通络。

方药：祛风导痰汤。

药用防风、南星、枳实、茯苓、羌活、白术、半夏、甘草、橘皮、生姜。酌加地龙、全蝎、鸡血藤、丝瓜络等活血通络。

4. 气虚血瘀

临床表现：半身不遂，口舌歪斜，言语謇涩或不语，偏身麻木，面色少华，气短乏力，口流涎，自汗出，心悸便溏，手足肿胀，舌质黯淡，舌苔薄白或白腻，脉沉细、细缓或细弦。

治法：益气活血。

方药：补阳还五汤。

药用黄芪、当归、川芎、赤芍、地龙。根据病情加党参、白术、茯苓健脾益气；加桃仁、桂枝、红花、桑枝、穿山甲、菖蒲、远志活血通络开窍；加天花粉、知母等养阴。

5. 阴虚风动

临床表现：半身不遂，口舌歪斜，舌强语謇或不语，偏身麻木，烦躁失眠，眩晕耳鸣，手足心热，舌质红绛或黯红，少苔或无苔，脉细弦或细弦数。

治法：滋阴熄风。

方药：镇肝熄风汤或大定风珠加减。

药用怀牛膝、黄芩、白芍、玄参、代赭石、龙骨、牡蛎、生地、夏枯草、钩藤、茵陈、草决明、菊花、桑叶、丹皮、天冬、川楝子、龟板、甘草等。

脑梗死属中医的"中风""中经络"范畴，是最常见的急性脑血管疾病。其病位在脑，病机为痰浊瘀血痹阻脉络，使气血不能周流，清阳之气不能舒展。

需要提醒的是，患者在采用中药治疗期间要养成饮食清淡的习惯，低盐低糖低脂，戒烟限酒，避免进食辛辣刺激食物、油炸食物等，多饮水，防止血栓的形成。

对于轻度脑梗死患者，还应采取特殊的预防和治疗方法。轻度脑梗死是脑梗死的一种特殊类型，是在高血压、动脉硬化的基础上，脑深部的微小动脉发生闭塞，引起脑组织缺血性软化病变。其病变范围一般为 2～20mm，其中以 2～4mm 者最为多见。临床上患者多无明显症状，约有 3/4 的患者无病灶性神经损害症状，或仅有轻微注意力不集中、记忆力下降、轻度头痛头昏、眩晕、反应迟钝等症状。该病的诊断主要为 CT 或 MRI 检查。而轻度脑梗死如果成为多发性的，则可影响脑功能，导致智力进行性衰退，最后导致脑血管性痴呆。

及时发现，药物干预，可以防止轻度脑梗死发展成重度脑梗死。中药治疗具有明显优势，是最佳用药选择。

第三节　动脉粥样硬化性肾病

动脉粥样硬化性肾病，主要指动脉粥样硬化导致的肾动脉主干及其分支动脉的狭窄或闭塞性病变，其中以肾动脉主干狭窄最为常见。近年来，动脉粥样硬化性肾病发病率不断增加，已经引起大家的密切关注。

动脉粥样硬化性肾病也是引起老年人高血压和肾功能不全的一个重要因素，可导致肾血管性高血压、缺血性肾病、慢性肾功能衰竭，严重影响心血管疾病的生存率。这类疾病在肾脏替代治疗过程中，更容易出现心源性猝死，因此，及时诊断治疗动脉粥样硬化性肾病具有重要的临床意义。

一、病因与发病机制

目前尚无针对普通人群肾动脉狭窄发病率的报告，动脉粥样硬化性肾病的确切发病率也难以统计，多数研究仅局限于冠状动脉疾病、外周血管疾病、糖尿病、脂代谢紊乱或高血压等高危患者肾动脉狭窄发病率的调查。

大量研究表明，动脉粥样硬化是肾动脉狭窄最为重要的病因，在 40 岁以上的肾动脉狭窄患者中约占 90%，并且肾动脉硬化与肾外动脉硬化的程度以及累及的范围相平行。

慢性缺血性肾病的病理生理机制尚不完全清楚。慢性缺血导致肾组织缺氧以及肾脏对缺氧的调节性反应，可能与疾病发生有关。当肾血流量减少 10% 以下时仍可完全满足肾脏代谢需要；当肾小球灌注压下降到 40% 以下，肾脏还可以通过自我调节维持肾血流量和肾小球滤过率。但是，当肾动脉狭窄超过 70%~80% 时，或肾小球灌注压下降超过 40% 时，则肾血流量与肾小球滤过率迅速降低，引起肾功能损伤，此时称为临界狭窄。

慢性肾缺血血流动力学变化由许多血管活性物质、生长因子、细胞因子等介导。血管调节主要依赖于血管紧张素 II 的旁分泌作用以及血管活性物质如内皮素、一氧化氮、血栓素 A_2、前列腺素、心肽等局部效应。肾血管疾病导致肾血流量减少，肾小球旁器肾素分泌增加，血液循环和肾脏局部分泌血管紧张素 II、内皮素增加。血管紧张素 II 可以维持有效的肾小球滤过率，但分泌过多则引起肾血管和肾组织损伤。

二、临床表现

缺血性肾脏疾病临床表现以肾功能急剧减退为特征，肾小管浓缩功能减退而出现夜尿增多，尿比重降低。尿液检查可以发现少量蛋白尿和镜下血尿。肾脏体积进行性缩小，双肾大小不对称；腹部听诊可闻及局部血管杂音。当出现以下临床表现时应进一步检查，明确是否合并缺血性肾病：

（1）高血压患者出现无法解释的肾功能减退。

（2）高血压患者出现进展性氮质血症。

（3）冠状动脉疾病或周围血管疾病患者合并氮质血症。

（4）应用血管紧张素转换酶抑制剂（ACEI）后肾功能急剧恶化。

（5）高血压伴有肾功能不全，同时反复出现原因不明的急性肺水肿。

肾脏是全身动脉粥样硬化性疾病累及的重要部位之一，因而动脉粥样硬化性肾病具有动脉粥样硬化性疾病的临床特点，同时由于狭窄累及肾脏，又有部分特殊的表现，如主要发生在中老年人，高血压是其最常见的临床表现，见于 45%~93% 的动脉粥样硬化性肾病患者。临床上既可表现为新出现的高血压，也可以表现为原有高血压的加重，而且恶性高血压的发生率较高。

严重肾动脉狭窄的患者在进行肾脏的影像学检查时可以再现狭窄侧肾脏缩小，还有 25% ~ 30% 的患者可表现为充血性心力衰竭或反复发作性肺水肿，尤其多见于双侧肾动脉狭窄的患者，其机制目前尚不明确，其与高血压或肾衰竭的严重程度无关，进行双侧肾动脉介入治疗可使症状消失。

三、诊断与鉴别诊断

有以下情况时，提示有动脉粥样硬化性肾病：

（1）新发的高血压病，年龄小于 30 岁或大于 55 岁。

（2）恶性高血压、进展性高血压或药物难以控制的高血压。

（3）原因不明的肾功能不全。

（4）血管紧张素转换酶抑制剂（ACEI）或血管紧张素转换酶受体拮抗剂（ARB）治疗导致的氮质血症。

（5）无法解释的双肾长度相差大于 1.5cm。

（6）充血性心力衰竭。

（7）周围动脉疾病。

（8）冠状动脉多支病变（两支或两支以上）。

四、西医治疗

（一）药物治疗

对于明确诊断的缺血性肾脏病，药物治疗的主要目的是为了控制血压、改善肾小球灌注、保护残余肾功能。单纯的药物治疗仅适用于介入治疗和血管重建术绝对禁忌的患者。常用的药物为钙离子拮抗剂。

（二）介入治疗

介入治疗主要有经皮腔内动脉成形术和经皮支架介入术两种方法。

1. 适应证

动脉粥样硬化性肾病多采用支架介入术。进行介入术的指征为一侧或双侧肾动脉狭窄，其程度等于或大于70%，并伴有以下情况之一：难以用药物控制的高血压；无其他明确原因所致的轻、中度肾功能损害；非因心肌缺血所致的反复发作的慢性心力衰竭或肺水肿。

2. 禁忌证

缺血性肾病肾功能严重受损并且肾脏已明显萎缩；预计生存时间有限的患者；对造影剂过敏的患者；动脉闭塞无穿刺径路者；同时存在腹主动脉瘤或肾动脉狭窄拟手术治疗动脉瘤者。

五、中医药治疗

动脉粥样硬化性肾病是指由于肾动脉及其分支和/或小动脉的硬化而导致肾血管功能损伤的一种疾病，多见于老年人，是老年人全身动脉硬化性血管疾病之一，在老年人肾病尤其是慢性肾脏损害中常见。

因为动脉粥样硬化是一种全身性疾病，所以动脉粥样硬化的症状主要取决于血管病变以及受累器官的缺血程度。肾动脉粥样硬化临床上以持续性或恶性高血压、尿异常和肾功能损害为主要临床表现。其基本的病理变化是粥样硬化之病理息积肾脉所致，是因于"肾脉积"而出现的一系列临床症状。

中医学认为，本病多因年迈体弱，精血亏少；或情志不畅，肝气郁结，肝阳上亢；嗜食肥甘，痰浊瘀血阻滞经络而致。其基本病机为"本虚标实"。实者多因痰湿偏盛，瘀血阻络；虚者包括阴精气血之不足。临床辨证主要有以下五个类型。

1. 阴虚阳亢

临床表现：眩晕，头痛或胀，情绪波动加重，心烦易怒，失眠多梦，面部潮红，或面红耳赤，口干舌燥，五心烦热，潮热盗汗，大便秘结，小便短赤，或腰膝酸软，健忘，乏力，头痛如掣、口苦，肢麻震颤，舌红少苔或薄黄，脉细数。

治法：平肝潜阳，滋养肝肾。

方药：天麻钩藤饮加减。

药用天麻、钩藤、石决明、黄芩、栀子、生地、枸杞、桑寄生、续断、牛膝、茯苓、香附。

肝火盛者加龙胆草、菊花；大便秘结加麻仁、芦荟；头痛如掣，肢麻震颤者，加生龙骨、牡蛎、珍珠母、羚羊角；腰膝酸软、神疲乏力者，加黄芪、党参；蛋白尿者，加萆薢、蝉衣、山萸肉；血尿者，加小蓟、侧柏叶、地榆。

2. 痰浊内阻

临床表现：头晕，头痛昏蒙，或头重如裹，胸脘满闷，恶心呕吐，痰涎，食欲不振，或食后腹胀，口渴而不欲饮，四肢困重，形体肥胖，神疲多寐，大便不爽或溏稀，小便清利，舌体淡胖有齿痕，苔薄白或白腻，脉濡滑或濡缓。

治法：燥湿化痰，健脾和胃。

方药：半夏白术天麻汤加减。

药用半夏、陈皮、天麻、茯苓、白术、枳壳、瓜蒌、龙胆草、郁金、石菖蒲。蛋白尿者，加萆薢、蝉衣；眩晕较甚，呕吐频作者，加代赭石、旋复花；脘闷不适者，加砂仁、草果；耳鸣重听、心烦口苦、渴不欲饮、苔黄脉弦者，宜用黄连温胆汤加黄芩、龙胆草。

3. 瘀血阻络

临床表现：头痛头晕，经久不愈，或痛有定处，痛如针刺，小便混浊或尿血，心烦少寐，面色发青，唇色紫黯，或午后、夜间发热，口干咽燥，渴而不欲饮，甚或肌肤甲错，面色萎黄或黯黑，舌质紫黯或有瘀斑、瘀点，苔薄黄，脉细涩或细弦。

治法：活血化瘀，通窍和络。

方药：通窍活血汤加减。

药用桃仁、红花、生地、当归、川芎、赤芍、牛膝、丹参、益母草、三七。头痛重者，加全蝎、蜈蚣；久病气血不足者，加黄芪、白芍、党参；头晕、健忘、不寐、多梦者，加首乌、枸杞、熟地黄、天麻、炒枣仁；发热夜甚者，加白薇、丹皮；蛋白尿者，加萆薢、蝉衣、山萸肉、山药；血尿者，加侧柏叶、小蓟。

4. 气血亏虚

临床表现：头痛且空，头晕，动则加剧，劳累即发，面色㿠白，唇甲色淡，发色不泽，神疲乏力，心悸少寐，食欲不振，气短懒言，或视物昏花，肢体麻木，筋脉拘急，或筋惕肉瞤，舌瘦小质淡，少苔，脉细弱。

治法：补益气血，健脾养心。

方药：归脾汤加减。

药用党参、黄芪、白术、茯苓、炙甘草、大枣、龙眼肉、当归、生地、山萸肉、白芍、阿胶、木香。食少便溏者，当归炒用，加焦三仙、薏苡仁；形寒肢冷，腹中冷痛者，加肉桂、干姜；血虚甚者，去生地，重用阿胶、熟地、黄芪、紫河车；中气不足甚者，用补中益气汤加减；肝血不足，目失所养，视物昏花者，加枸杞、决明子；血虚生风，筋脉失养，肢体麻木，筋脉拘急，或筋惕肉瞤者，可用阿胶鸡子黄汤加减。

5. 肾精不足

临床表现：头部空痛，头晕不适，动则加剧，精神萎靡，少寐多梦，健忘，耳鸣，甚则耳聋，腰膝酸软，四肢乏力，甚则两足痿弱。或口干咽痛，颧红，五心烦热，舌红少津，脉沉细。或面色苍白，畏寒肢冷，多尿或尿失禁，下利清谷或五更泄泻，舌淡胖有齿痕，苔白，脉沉迟。

治法：滋阴养肾填精。

方药：地黄饮子加减。

药用熟地、山萸肉、山药、五味子、枸杞、肉桂、肉苁蓉、麦冬、寄生、续断。有瘀血者，加丹参、川芎、红花、益母草；蛋白尿者，加萆薢、蝉衣、金樱子；血尿者，加侧柏叶、小蓟、白茅根；阴虚偏盛，颧红，五心烦热，舌红少津者，用左归丸加减；阴虚火旺者，去肉桂、肉苁蓉，加知母、黄柏、丹皮、菊花、地骨皮等；阳虚偏盛、面色苍白、畏寒肢冷、多尿或尿失禁者，可用右归丸加减；眩晕较甚者，加龙骨、牡蛎、珍珠母。

第四节 动脉粥样硬化性周围血管病

动脉粥样硬化可引起一系列继发性病变，如由于斑块形成、管壁增厚而导致管腔狭窄甚至闭塞，称为动脉硬化性闭塞症。多发于大、中动脉。以下主要讨论下肢动脉硬化性闭塞症和颈动脉硬化狭窄性疾病。

一、下肢动脉硬化性闭塞症

下肢动脉硬化性闭塞症，是由于下肢动脉粥样硬化斑块形成，引起下肢动脉狭窄、闭塞，进而导致肢体慢性缺血，是全身动脉硬化病变引起慢性缺血性疾病在下肢的典型表现。多见于50岁以上的中老年人，男性多见，病变部位分布于腹主动脉远端及髂—股—腘动脉，后期累及腘动脉远端，其中以股—腘动脉发病率最高。临床表现多有足背动脉搏动减弱或消失，属"趺阳脉积"。

（一）病因与发病机制

本病的病因目前尚不完全清楚。流行病学调查显示吸烟、糖尿病、高脂血症、高血压病、高同型半胱氨酸血症、高凝状态、血液黏着性增高及高龄等是下肢动脉硬化闭塞症的危险因素。其中吸烟与糖尿病的危害最大，二者均可使周围动脉疾病的发生率增高3~4倍，合并存在危险性更高。其次是高脂血症，尤其是低密度脂蛋白胆固醇升高，与全身多部位动脉粥样硬化的发生密切相关。及时发现导致动脉硬化的危险因素并加以控制，能够延缓动脉硬化的进程，降低下肢动脉硬化闭塞症的发生风险。

下肢动脉硬化性闭塞症的主要发病机制有下列四种学说：

（1）损伤及平滑肌细胞增殖学说：各种损伤因素，如高血压、血流动力学改变、血栓形成、激素及化学物质刺激、免疫复合物、细菌病毒、糖尿病及低氧血症等，导致内皮细胞损伤。内皮细胞损伤后分泌多种生长因子、趋化因子，刺激平滑肌细胞向内膜迁移、增殖、分泌细胞外基质并吞噬脂质形成平滑肌细胞源性泡沫细胞，最终形成动脉硬化斑块。

（2）脂质浸润学说：该学说认为血浆中脂质在动脉内膜沉积，并刺激结缔组织增生，引起动脉粥样硬化。在该过程中，内皮细胞损伤、通透性增加及脂质转运障碍可能起主要作用。

（3）血流动力学学说：在动脉硬化的发病过程中，血流动力学因素也起到一定作用，并与动脉粥样硬化斑块的部位存在相互关联。研究证实，动脉硬化斑块主要是位于血管壁的低切力区。而湍流则对斑块的破裂或血栓形成起到一定作用。

（4）遗传学说：遗传学调查显示本病有家族史者比一般人群高 2~6 倍，可能是由于遗传缺陷致细胞合成胆固醇的反馈控制失常，以致胆固醇过多积聚。

（二）临床表现

下肢动脉硬化性闭塞症一般见于中老年人，常伴有吸烟、糖尿病、高血压、高脂血症等危险因素。下肢动脉硬化性闭塞症症状的有无和严重程度，受病变进展的速度、侧支循环的多少、个体的耐受力等多种因素影响。症状一般由轻至重逐渐发展，但在动脉硬化性闭塞症基础上继发急性血栓形成时，可导致症状突然加重。

早期可无明显症状，或仅有轻微不适，如畏寒、发凉等。之后逐渐出现间歇性跛行症状，这是下肢动脉硬化性闭塞症的特征性症状。表现为行走一段距离后，出现患肢疲劳、酸痛，被迫休息一段时间；休息后症状可完全缓解，再次行走后症状复现，每次行走的距离、休息的时间一般较为固定；另外，酸痛的部位与血管病变的位置存在相关性。病变进一步发展，则出现静息痛，即在患者休息时就存在肢端疼痛，平卧及夜间休息时容易发生。最终肢体可出现溃疡、坏疽，多由轻微的肢端损伤诱发。

对于临床表现的严重程度，可用 Fontine 分级或 Rutherford 分级进行划分，以增加临床评价的客观程度，并使各类临床治疗结果之间具有更强的可比性。目前常用的是 Rutherford 分级，由轻至重分为 0～6 级，共七个等级。

1. Rutherford 0 级

无临床症状，踏车试验（标准踏车试验在 15 度斜面上，速度为每小时 2 英里，时间 5 分钟）或反应性充血试验正常，无动脉阻塞的血液动力表现。

2. Rutherford 1 级

轻度间歇性跛行，完成踏车试验，运动后踝动脉压大于 50mmHg，但休息时踝动脉压低约 20mmHg。

3. Rutherford 2 级

中度间歇性跛行，界于 1 级和 3 级之间。

4. Rutherford 3 级

重度间歇性跛行，不能完成踏车试验，运动后踝动脉压小于 50mmHg。

5. Rutherford 4 级

缺血性静息痛，休息时踝动脉压小于 40mmHg，足背和胫后动脉几乎不能触及，足趾动脉压小于 30mmHg。

6. Rutherford 5 级

小块组织缺损、非愈合性溃疡，局灶性坏疽伴足底弥漫性缺血改变，休息时踝动脉压小于 60mmHg，足背和胫后动脉几乎不能触及，足趾动脉压小于 40mmHg。

7. Rutherford 6 级

大块组织缺损，超过跖骨平面，足部功能无法保留，其余标准同 Rutherford 5 级。

（三）诊断与鉴别诊断

根据典型的发病年龄、症状、病史和体查，发现动脉搏动减弱或消失，听诊时闻及动脉收缩期杂音等，结合相应辅助检查，诊断一般不困难，但需要注意与以下疾病鉴别：

1. 血栓闭塞性脉管炎

本病多见于青壮年，好发于下肢。患肢呈现一时性或持续性苍白、发绀、有灼热及刺痛，病肢下垂时皮色变红，上举时变白，继之足趾麻木，小腿肌肉疼痛，行走时激发，休息时消失；小腿部常发生浅表性静脉炎和水肿。检查时发现足背动脉搏动减弱或消失。随着病情发展可出现间歇性跛行及雷诺现象，夜间疼痛加剧，足趾疼痛剧烈，皮肤发绀，进而趾端溃疡或坏疽而发黑，逐渐向近心端蔓延。

2. 动脉栓塞

表现为"5P"征，即特征性表现为持续性疼痛（pain），同时伴有患肢苍白（pallor）、无脉（pulselessness）、感觉异常（paresthesia）和运动障碍（paralysis），并常具有房颤、瓣膜病等易致动脉栓塞的病史。

3. 腰椎管狭窄

腰椎管狭窄可表现为间歇性跛行症状，易与下肢动脉硬化闭塞症早、中期症状相混淆，但该病的症状与体位明显相关，改变体位可使症状减轻或缓解，同时肢体动脉搏动正常，可资鉴别。

4. 多发性大动脉炎

多发性大动脉炎多见于 40 岁以下女性，具有下列表现一项以上者，应考虑本病。

（1）单侧或双侧肢体出现缺血症状，动脉搏动减弱或消失，血压降低或无法测出。

（2）脑动脉缺血症状，颈动脉搏动减弱或消失，颈部血管杂音。

（3）近期出现的高血压或顽固性高血压，伴有上腹部二级以上高调血管杂音。

（4）不明原因低热，背部脊柱两侧、胸骨旁、脐旁等部位或肾区可闻及血管杂音，脉搏有异常改变。

（5）无脉及有眼底病变。

（四）西医治疗

动脉硬化是一种全身性疾病，目前尚无一种药物能够治疗动脉硬化本身，应整体看待和治疗，控制有关的危险因素如控制血压、血糖、血脂，严格戒烟等，可以稳定病情。对于大多数间歇性跛行的患者，应首先给予手术疗法，并积极诊治可能伴发的心脑血管疾病。在医生指导下加强锻炼，促进侧支循环形成，并注意足部护理，避免皮肤破损、烫伤等。针对下肢动脉硬化性闭塞症的药物治疗，主要用于早、中期患者，或作为手术及介入治疗的辅助。常用药物包括：抗血小板药，血管扩张及促进侧支循环形成的药物，降脂药物等。

下肢动脉硬化性闭塞症内科降压、降脂，抗血小板聚集等治疗仅能延缓下肢动脉硬化闭塞的病程进展，不能从根本上消除下肢动脉硬化性闭塞症血管的狭窄、闭塞。下肢动脉硬化性闭塞症外科血管内膜剥脱、人工血管置换、旁路重建手术创伤大、风险大，尤其不适宜于下肢动脉硬化性闭塞症合并严重心脑血管疾病、糖尿病的患者。下肢动脉硬化性闭塞症血管腔内介入治疗具有微创、操作简单、疗效确切、可重复操作的优点，是诊治血管性疾病的发展方向。

1. 经皮球囊血管成形术（PTA）

PTA 是血管疾病治疗上的重大进展，目前已经比较成熟。下肢动脉硬化性闭塞症 PTA 扩张血管的主要机理在于气囊扩张分离狭窄硬化的内膜，同时破坏中膜平滑肌强力层和胶原纤维，使动脉粥样硬化斑块断裂，中膜伸展，是一种由机械扩张导致血管重塑的治疗下肢动脉硬化性闭塞症的有效方法。为取得良好的疗效，血管壁的裂开深度必须达到中膜弹力层。有报道称下肢动脉硬化性闭塞症 144 例腘动脉以下的介入治疗中，成功率达到 97%，随访两年的保肢成功率为 86%。在下肢动脉硬化性闭塞症治疗中还发现，足背动脉搏动是股腘动脉 PTA 治疗成功的关键因素。

2. 血管内支架

下肢动脉硬化性闭塞症 PTA 可导致血管夹层撕裂和弹性回缩，而支架植入通过挤压斑块和压迫管壁，克服了 PTA 的两个主要缺陷，是一种新的下肢动脉硬化性闭塞症腔内治疗手段。

3. 血管腔内硬化斑块旋切术（PAC）

本技术始于 20 世纪 80 年代中期，其原理是利用高速旋转装置将粥样斑块研磨成极细小的微粒，被粉碎的粥样斑块碎屑及微粒可被网状内皮系统吞噬，不致引起远端血管堵塞。下肢动脉硬化闭塞症动脉粥样斑块旋切术理论上能在切除血管壁钙化硬斑的同时，不损伤血管壁。有报道称下肢动脉硬化性闭塞症 PAC 技术与以往 PTA 的报道相比，虽然 PAC 初期成功率高，但远期疗效比 PTA 低得多。

（五）中医药治疗

动脉硬化性闭塞症为动脉因粥样硬化病变而引起的慢性动脉闭塞性疾病，主要侵犯腹主动脉下端、髂动脉、股动脉等大、中型动脉。由于动脉粥样硬化性斑块、动脉中层变性和继发血栓形成而逐渐产生管腔闭塞，使下肢发生缺血。主要临床表现为患肢发冷、麻木、疼痛、间歇性跛行，动脉搏动消失，肢体组织营养障碍，趾或足发生溃疡或坏疽。

其临床特征为：缺血肢体皮肤苍白、温度降低、皮肤变薄、汗毛脱落，指甲增厚、感觉迟钝等，甚至有缺血性溃疡、坏疽；肢体远端动脉（如足背动脉、胫后动脉）搏动减弱或消失；Buerger's 试验（肢体抬高试验）阳性：病人仰卧，膝关节伸直并高举双下肢，约 3 分钟后患肢足趾、足掌变苍白或蜡黄色，指压时缺血现象更为明显，病人感到麻木或疼痛加重。病人肢体放平后再坐起，将患足垂于床边，足部颜色潮红或呈紫红色或呈斑块状紫绀。此现象说明患肢供血不足，称为 Buerger 氏征阳性。

中医学认为，本病的基本病机为经脉瘀滞，气血不畅，肢体失养。其临床特征由于出现肢体远端动脉如足背动脉（趺阳脉）搏动减弱或消失，可命名为"趺阳脉积"。

1. 内治法

（1）阴寒型：多属于 I 期。

临床多见患肢发凉、怕冷、麻木、疼痛。同时伴有疲乏感，局部胀紧压迫感，间歇性跛行，舌淡苔薄白，脉沉细。

治法：温阳通络，活血化瘀，止痛。

方药：阳和汤加减。

药用熟地、肉桂、白芥子、姜炭、生甘草、麻黄、鹿角胶。或用生川乌、生草乌、独活、桂枝、防风、透骨草、艾叶、川椒、细辛、红花等水煎熏洗患肢。但要注意，有溃疡者不得使用。

（2）血瘀型：多属于 II 期。

临床表现为患肢营养障碍，足部紫红、黯红或青紫色，喜暖怕冷，足趾端皮肤苍白，有瘀血斑点，患肢持续性胀痛，活动时症状加剧，相应部位脉搏消失或明显减弱。舌质红绛或紫黯，苔薄白。脉沉细涩。

治法：活血化瘀，疏经通络。

方药：当归活血汤，或活血通脉饮加减。

药用当归、红花、川芎、赤芍、丹参、土元、牛膝、桃仁、乳香、没药、甘草。偏热者，加金银花、元参；偏寒者，加肉桂、干姜、制附子；气虚者，加黄芪、党参。

（3）湿热型或热毒型：多属于 III 期。

湿热型临床表现为：患肢发凉和怕冷的程度较轻，行走时酸胀、沉重、乏力、足部潮红或紫红肿胀，此时若有溃疡和坏疽，疼痛则加重甚至彻夜不眠，不易步履、精神萎靡。舌质红，苔滑或黄腻。脉多弦数或滑数。

热毒型临床表现为：局部坏疽、溃烂、发红、灼热、肿胀、多脓、恶臭，患肢剧烈疼痛，昼轻夜重，甚至双手抱足，彻夜不眠，喜凉怕热，全身消瘦，如果继发感染后，干性坏疽变成湿性坏疽，出现高热、烦躁等全身毒血症症状。精神烦躁或抑郁，食欲不振，大便干燥，小便短赤。舌质红绛，苔黄腻、黄燥，或出现黑苔。脉滑数、洪大或弦数。

Ⅲ期中，动脉完全闭塞，侧支循环所提供的血液不足以代偿必需的血供，坏死肢端不能存活。

治法：清热利湿解毒，活血化瘀。

方药：四妙勇安汤加减。

药用金银花、元参、连翘、蒲公英、当归、黄芪、丹皮、牛膝、地龙、红花、甘草。热重者，加板蓝根、菊花、地丁；湿热并重者，加大黄、黄柏、黄连、黄芩、穿心莲、土茯苓；感染严重、高热不退者，加水牛角；疼痛严重者，加元胡、米壳、乳香、没药。

（4）气血两虚型：多属久病不愈，体质已虚者。

身体虚弱、消瘦无力、面容憔悴微黄，患肢肌肉明显萎缩，皮肤干燥脱屑，毛发稀少，趾（指）甲干燥肥厚，变形且脆，生长缓慢或不见生长，创口经久不愈合，肉芽暗红或淡红，脓液稀少。舌质淡，苔薄白，舌周有明显齿痕。脉沉细无力。

治法：以补气养血为主，辅以活血化瘀。

方药：顾步汤或人参养荣汤加减。

药用黄芪、当归、石斛、党参、白术、茯苓、鸡血藤、丹参、牛膝、赤芍、川芎、甘草。

2. 外治法

用中草药熏洗治疗肢体血管病，可以温阳化瘀，清热解毒，去腐生肌，改善肢体血液循环，能使肢体发热，疼痛减轻，肿胀消退，皮肤颜色改变或恢复，并有清洁创面，局部消炎，促进伤口愈合的作用。

虚寒性症状多见患肢发凉、怕冷、麻木、疼痛。同时伴有疲乏感，局部胀紧压迫感，间歇性跛行。治宜温阳通络，活血化瘀，止痛。处方：生川乌、生草乌、独活、桂枝、防风、透骨草、艾叶、川椒、细辛、红花等适量，水煎熏洗患肢。有溃疡者不得使用。

湿热型表现为患肢怕冷、疼痛常为游走性。行走时酸胀、沉重、乏力。下肢常出现条索状肿块或结节，红肿热痛，患肢多有浮肿。治宜清热凉血、消肿止痛、活血化瘀。处方：金银花、蒲公英、地丁、野菊花、伸筋草、黄柏、茜草、当归、苏木、木别子、红花、土茯苓等适量洗浴患肢。

热毒型表现为患肢（趾）剧痛，昼轻夜重，肢体局部红肿，喜凉怕热，体温高，大便干等。治宜清热解毒、消肿止痛。处方：金银花、蒲公英、地丁、菊花、连翘、大黄、黄柏、元参、茜草、丹皮、当归、白芷等适量，水煎洗浴患肢。

上述各种类型的Ⅲ期，均有出现肢、趾端溃疡和坏死的可能，溃疡脓性分泌物较少或慢性溃疡，伤口经久不愈合者，宜用金银花、当归、黄芪、白芨、白蔹、苦参、黄柏、乳香、没药、石决明、赤芍、连翘、大黄、甘草等适量，以消毒排脓，去腐生肌，收敛伤口。

二、颈动脉硬化狭窄性疾病

颈动脉硬化狭窄性疾病，是指可以引起缺血性脑卒中和短暂性脑缺血发作的颈总动脉和颈内动脉粥样硬化性狭窄或闭塞，属中医学"人迎脉积"范畴。

（一）病因与发病机制

本病是全身动脉硬化性疾病的一个组成部分。患者往往同时伴有颅内动脉硬化、冠状动脉硬化和下肢动脉硬化性闭塞症等。颈动脉硬化闭塞症好发于颈总动脉分叉处和主动脉弓的分支开口处，可以累及颈总动脉、颈内动脉和颈外动脉，但由于颈外动脉在起始部的分支较多，病变较短，只有1～3cm，而且引起的症状也不典型，而颈内动脉的颅外段分支很少，所以狭窄和闭塞的发病率高，病变的长度长，如果继发溃疡或血栓形成则后果严重。

常见的病因有以下几种：

1. 高血压

高压血流长期冲击动脉壁引起动脉内膜机械性损伤，造成脂质在动脉壁沉积，形成脂肪斑块并造成动脉硬化狭窄。

2. 高脂血症

血中脂肪量过高较易沉积在血管内壁形成斑块，造成动脉硬化狭窄。大量摄入油腻性食物和富含胆固醇的食物，是动脉硬化发生的主要原因。血清中胆固醇的含量超出正常范围，久而久之，就会诱发动脉硬化，危害健康。

3. 糖尿病

糖尿病病人常常同时伴有脂肪代谢异常，血液中运送脂肪的蛋白质（脂蛋白）会产生变性，在运送过程中脂肪容易沉积在血管内壁形成脂肪斑块。

4. 抽烟

香烟中的尼古丁、一氧化碳等会损伤动脉内壁，引起血小板堆积，形成脂肪斑块。同时，抽烟也会引起冠状动脉收缩痉挛，减少血流量。

5. 家族史

家族史指的是基因上的因素，使某些人早期就发生动脉硬化疾病，其原因仍未明确，有的是严重高胆固醇血症叠积在血液中，进而促发动脉硬化；有的是早发性高血压，或是容易发生血栓等。

6. 其他

缺少运动使体内胆固醇过剩沉积在血管内壁，因此缺乏运动的人很容易得动脉粥样硬化。肥胖或体重过重的人，心脏负荷加重，血脂不正常的概率也较高，因而增加动脉粥样硬化风险，更容易促发高血压、糖尿病、高脂血症。另外，压力过大，会增加肾上腺素的分泌，引起血压升高、心跳加快，伤害动脉血管内壁。

本病的形成是由于动脉斑块逐渐增大，导致颈动脉狭窄。斑块表面血栓形成或斑块内发生出血可引起颈动脉急性闭塞。斑块在发展过程中可能破裂，向动脉腔内排出斑块碎片引起脑栓塞，表现为短暂性脑缺血发作或脑梗死。

（二）临床表现

临床上依据颈动脉狭窄是否产生脑缺血症状，分为有症状性和无症状性两大类。

1. 有症状性颈动脉狭窄

（1）脑部缺血症状可有耳鸣、眩晕、黑蒙、视物模糊、头昏、头痛、失眠、记忆力减退、嗜睡、多梦等症状。眼部缺血表现为视力下降、偏盲、复视等。

（2）局部的神经功能一过性丧失：临床表现为一侧肢体感觉或运动功能短暂障碍，一过性单眼失明或失语等，一般仅持续数分钟，发病后24小时内完全恢复。影像学检查无局灶性病变。

（3）缺血性脑卒中常见临床症状有一侧肢体感觉障碍、偏瘫、失语、脑神经损伤，严重者出现昏迷等，并具有相应的神经系统的体征和影像学特征。

2. 无症状性颈动脉狭窄

许多颈动脉狭窄患者临床上无任何神经系统的症状和体征。有时仅在体格检查时发现颈动脉搏动减弱或消失，在颈根部或颈动脉行经处闻及血管杂音。无症状性颈动脉狭窄，尤其是重度狭窄或斑块溃疡，被公认为"高危病变"，越来越受到重视。

（三）诊断与鉴别诊断

1. 诊断

通过临床表现和辅助检查可对该病做出诊断。目前，多普勒超声可以对病变狭窄程度和斑块形态学特征进行检测，广泛应用于本病的筛选和随访。

颈动脉的狭窄程度分为 4 级：

（1）轻度狭窄：动脉内径缩小 < 30%；

（2）中度狭窄：动脉内径缩小 30% ~ 69%；

（3）重度狭窄：动脉内径缩小 70% ~ 99%；

（4）完全闭塞。

2. 鉴别诊断

（1）放射性颈动脉狭窄：患者多有放射性治疗史。

（2）多发性大动脉炎引起的颈动脉狭窄：患者发病年龄 40 岁以上，无动脉硬化的其他临床表现，血管造影显示病变常为局灶性或节段性。

（四）西医治疗

颈动脉狭窄的治疗目的在于改善脑供血，纠正或缓解脑缺血的症状；预防 TIA 和缺血性脑卒中的发生。依据颈动脉狭窄的程度和患者的症状进行治疗，包括内科治疗、手术治疗和介入治疗。

1. 内科治疗

内科保守治疗的目的是减轻脑缺血的症状，降低脑卒中的危险，很好地控制现患的疾病，如高血压、糖尿病、高脂血症及冠心病等。内科保守治疗包括以下方面：

（1）降低体重；

（2）戒烟；

（3）限酒；

（4）抗血小板聚集治疗；

（5）改善脑缺血的症状；

（6）定期超声检查，动态监测病情的变化。

2. 手术治疗

颈动脉狭窄外科治疗目的是预防脑卒中的发生，其次是预防和减缓TIA 的发作。标准的手术方式为颈动脉内膜切除术，目前被认为是颈动脉狭窄的标准治疗方法。当药物治疗作为一种预防措施，在某些患者中使用无效时，就应考虑手术治疗。

3. 介入治疗

近年来，颈动脉血管成形术和支架置入术作为一种微创的腔内治疗方法，已广泛应用于临床，它可以部分替代颈动脉内膜剥脱术，对于颈动脉内膜剥脱术高危的患者，该方法有其优势。但是对于低危患者和无症状颈动脉硬化狭窄的患者，颈动脉内膜剥脱术仍是首选的治疗方法。

（五）中医药治疗

动脉硬化性狭窄为全身性疾患，发生在大、中动脉，可使动脉管壁增厚、变硬，失去弹性，管腔狭窄，导致器官、组织的供血不足。本病发病率随着年龄增长有增高的趋势。颈动脉硬化即颈动脉粥样硬化，是全身动脉粥样硬化在颈动脉的表现。颈动脉硬化早期首先表现为内膜—中膜增厚，然后逐渐形成粥样硬化斑块，在此基础上出现斑块内出血、斑块破裂脱落、附壁血栓形成及继发血管狭窄等，引起相应的血流动力学改变，导致缺血性脑血管事件的发生。

动脉粥样硬化导致的颈动脉狭窄常位于颈总动脉末端，颈内动脉起始段、颈内动脉虹吸部以及颈内动脉末段。颈总动脉即"人迎脉"。颈动脉粥样硬化性狭窄，与心脉积、肾脉积、脑脉积等具有相同的病理变化，所导致的脑血管事件，是粥样硬化之病理息积于"人迎"，故形成"人迎脉积"而出现的一系列临床症状。

中医是如何治疗颈动脉斑块？因该病是全身性粥样硬化在颈动脉的表

现，与"心脉积""肾脉积""脑脉积"等具有相同的病理变化，治疗颈动脉粥样硬化与治疗全身性动脉粥样硬化有共同之处。但是，因为颈动脉狭窄性病变所在部位的不同、临床表现各异，在中医药治疗方面也有不同的用药特点。

如根据本病气虚血瘀，痰浊阻滞的病机特点，主张选用补阳还五汤加减，药用黄芪、红花、川芎、地龙、川牛膝、丹参、桂枝、山楂等，益气活血，通脉化浊；根据本病多见于中老年人的特点，有的主张补肝肾、养气血，药用熟地黄、白茯苓、麦冬、门冬、巴戟天、山茱萸、石斛、附子、肉苁蓉、五味子、官桂、石菖蒲、远志；或根据气血阻滞，脑失所养，头晕健忘等临床特点，药用石菖蒲、熟地、首乌、枸杞、虎杖、女贞子、丹参、川芎、山楂、益智仁、红花、远志等补益肝肾，益脑活血。

国医大师张学文基于《黄帝内经》的膏脂学说，认为本病的病机为痰浊阻于脉络，气机不利，久则瘀血内生，痰瘀胶结，留于颈部脉道；临床上，因颈动脉粥样硬化斑块，脉道狭窄，而致眩晕头痛、头重如裹、胸闷胸痛、纳呆呕恶、肢体麻木、突然一侧肢体无力或活动不灵活等痰瘀胶结之证；治疗上，活血化瘀、通行经脉贯穿始终。他还根据历代医家及自己多年临证经验，用补阳还五汤化裁，自拟通脉舒络汤。

药用黄芪30克，红花10克，川芎10克，地龙15克，川牛膝15克，丹参30克，桂枝6克，山楂30克。气郁或痰湿者，加郁金、石菖蒲、僵蚕、胆南星、姜半夏、天竺黄等；头痛者，去红花、桂枝，加菊花、蔓荆子、葛根、白芷、天麻等；肝阳上亢者，去黄芪、桂枝，加生龙骨、牡蛎、磁石、珍珠母等；湿浊重者，加茯苓、白术、薏苡仁、藿香、佩兰等；呕吐者，加竹茹、姜半夏、柿蒂、旋覆花、代赭石等；便秘者，加大黄、决明子、肉苁蓉、火麻仁等；抽搐者，加钩藤、白芍、僵蚕、鳖甲、龟板等；失眠者，加炒枣仁、夜交藤、柏子仁、合欢花。

第五节　动脉粥样硬化相关性视网膜病变

视网膜血管是唯一方便于活体内直接观察并能够分辨动静脉的血管。

动脉粥样硬化斑可在全身血管分布，通常为不规则的斑块状，一组动脉病变很重，而他处动脉可以不受影响或受影响较轻。有时主动脉、冠状动脉和脑动脉粥样硬化已很严重，而视网膜动脉还可以大致正常。

在眼底，动脉粥样硬化可发生于主干视网膜动脉及睫状动脉，常为视网膜血管栓塞的前奏。

一、视网膜中央动脉栓塞

视网膜中央动脉栓塞是导致突然失明的急症之一，由动脉痉挛、栓子栓塞、动脉内膜炎或动脉粥样硬化等原因引起。除非栓塞时间极短，而且及时解除阻塞，否则将造成永久性视力障碍。多发于老年人，多伴有高血压、动脉硬化、糖尿病等全身性疾病。

（一）病因

1. 动脉壁改变与血栓形成

本病多数病例患有动脉硬化、高血压等心血管系统疾病，全身或局部的炎症性血管病如颞动脉炎、血栓性脉管炎、结节性动脉周围炎、白塞病（Behcet 病），视网膜静脉周围炎（Eales 病）、葡萄膜炎等均可累及该动脉，引起该动脉内膜增生或水肿，使管腔狭窄，内壁粗糙。

2. 动脉痉挛

急性进行性高血压病、肾性高血压等的动脉痉挛和慢性进行性高血压病在全身小动脉广泛硬化基础上的动脉痉挛，均可累及视网膜中央动脉，引起其主干或分支的一过性阻塞。

3. 栓塞

本病很少由血循环中的栓子引起。由栓子发生阻塞者，栓子常来源于心瓣膜及附近大动脉内壁脱落的赘生物。视网膜中央动脉在进入视神经及眼球之前，由于视神经硬鞘膜及巩膜筛板处管径窄，为栓塞之好发部位。体积较小的栓子，可发生于该动脉的某一分支。

4. 其他

眼球后麻醉时球后出血，外科手术时俯卧，全身麻醉后亦能发生视网膜中央动脉阻塞。其原因可能与眼球受到压迫及患者处于失血或休克状态有关。

（二）临床表现

（1）视力：突然丧失，可仅存光感或无光感。

（2）眼底：①视盘色淡，边缘模糊，后期萎缩苍白；②视网膜动脉细如线状，血栓可呈节段状或念珠状；③视网膜后极部呈乳白色混浊水肿；④黄斑呈樱桃红色；⑤压迫眼球无动脉搏动出现；⑥发病数周后，视网膜水肿消退，血管更细且伴以白鞘或形成白线。

（三）诊断

（1）有高血压、动脉粥样硬化、颞动脉炎、糖尿病等病史；

（2）视力瞬间丧失；

（3）典型的眼底表现；

（4）眼底血管荧光造影有助确诊。

（四）鉴别诊断

本病应与缺血性视乳头病变鉴别。缺血性视乳头病变的发病不如本病急骤，视功能的损害不如本病严重。缺血性视乳头病变有视野的象限缺损且与生理盲点相连，有视乳头水肿、色淡和边界模糊，其眼底改变以视乳头为主，黄斑区无樱桃红点。

（五）西医治疗

（1）急救治疗：①血管扩张：争分夺秒选用强而快的血管扩张剂。②降低眼压：包括前房穿刺，眼球按摩，使用降眼压药使血管扩张。

（2）手术治疗：行玻璃体切割，视网膜动脉按摩可使栓子向远端移动。

（3）溶栓治疗：主要是在发病早期使用，部分患者有效。

（4）活血化瘀，改善微循环。

（5）治疗原发病。

二、视网膜分支动脉栓塞

视网膜分支动脉栓塞较视网膜中央动脉栓塞少见，多见于年轻患者。该病2/3以上是由来源于心血管系统的栓子阻塞所致。视网膜分支动脉栓塞好发于颞侧，尤其以颞上支动脉栓塞常见。其视力的预后以及眼底改变取决于动脉阻塞的部位及程度。

根据栓塞部位及程度的不同，病人视力、视野可有不同程度的受损，表现为视力不同程度的下降，眼前有暗影遮挡。眼底检查可见栓塞动脉管径变细，栓塞动脉分布区的视网膜水肿，呈扇形或象限形灰白色混浊。偶尔可查见栓子堵塞的部位。若累及后极部视网膜，也可表现为"樱桃红点"。视网膜电图通常正常或轻度异常，视野检查呈束性或扇形缺损，眼底荧光血管造影见栓塞动脉及相应回流静脉充盈迟缓，晚期管壁荧光素着染并渗漏荧光素。

治疗原则及措施参见视网膜中央动脉栓塞。与视网膜中央动脉栓塞不同的是该病在视网膜水肿消退以后，尽管与栓塞区对应的视野出现固定缺损，但80%以上的患者可保留良好的中心视力。

三、中医药治疗

中医称视网膜及其血管为"视衣"，属于内障眼病范畴，亦属于瞳神疾病。古医籍中将外观无异、视力骤降的眼疾，皆归属于"暴盲"。

暴盲病名见于《证治准绳·杂病·七窍门》："暴盲，平日素无他病，外不伤轮廓，内不损瞳神，倏然盲而不见也。病于阳伤者，缘忿怒暴悖，恣酒嗜辣，好燥腻及久患热病，痰火之人得之则躁秘渴；病伤于阴者，多色欲、悲伤、思竭、哭泣太频之故；伤于神者，因思虑太过，用心罔极，忧伤至甚，惊恐无措者得之。屡有因头风、痰火、元虚、水少之人眩运发而醒则不见。能保养者，亦有不治自愈；病复不能保养，乃成痼疾。"

现代医学把视网膜中央动脉的主干或分支因栓塞、血栓、痉挛而阻塞，引起其所供应区域的视网膜发生急性缺血，导致视功能急剧损害或丧失的疾病，命名为视网膜动脉阻塞，属于眼之脉（络）积的范畴。

本病病情危急，预后不良。救治贵在尽早，后期治疗贵在坚持。其治以通为要，兼顾益气。

1. 气血瘀阻

临床表现：眼外观端好，骤然盲无所见，眼底检查符合本病的特征。兼情志抑郁，胸胁胀满，头痛眼胀，或病发于暴怒之后，舌有瘀点，脉弦或涩。

治法：行气活血，通窍明目。

方药：通窍活血汤加减。

药用赤芍、桃仁、红花、川芎、红枣、生姜、老葱。失眠者，加夜交藤、酸枣仁；胸胁胀满者，加郁金、青皮；视网膜水肿甚者，加琥珀、泽兰、益母草；头昏重者，加天麻、牛膝。

2. 肝阳上亢

临床表现：眼部症状及检查符合本病特征。见于年老体衰，肝肾阴亏，阴不潜阳，肝阳偏亢，加之暴怒之后，肝阳亢盛，上扰清窍，气血逆乱。多有高血压病史，头痛眼胀或眩晕时作，急躁易怒，面赤烘热，口苦咽干，脉弦细或数。

治法：滋阴潜阳，活血通络。

方药：镇肝熄风汤加减。

药用代赭石、怀牛膝、白芍、地龙、龟甲、桃仁、苏木、石菖蒲、丝瓜络、丹参、磁石。失眠多梦者，加夜交藤、珍珠母；五心烦热者，加知母、黄柏、地骨皮；视网膜水肿混浊明显者，加车前子、益母草。

3. 痰热上扰

临床表现：眼部症状及检查符合本病特征。形体多较胖，头眩而重，胸闷烦躁，食少恶心，口苦痰稠，苔黄腻，脉弦滑。

治法：清热化痰，祛瘀通窍。

方药：黄连温胆汤或涤痰汤加减。

药用半夏、茯苓、陈皮、枳实、胆南星、竹茹、石菖蒲、生姜、大枣、甘草。头晕较甚者，加蒺藜、天麻；肢体麻木者，加丝瓜络、鸡血藤。

4. 气虚血瘀

临床表现：发病日久，视物昏蒙，动脉细而色淡红或呈白色线条状，视网膜水肿，视盘色淡白，或伴短气乏力，面色萎黄，倦怠懒言，舌淡有瘀斑，脉涩或结代。

治法：补气养血，化瘀通脉。

方药：补阳还五汤加减。

药用黄芪、桃仁、红花、当归、赤芍、川芎、地龙。心慌心悸、失眠多梦者，加酸枣仁、夜交藤、柏子仁；病久而视力不提高者，加枸杞、楮实子、菟丝子、女贞子；久病多郁，伴情志抑郁者，加柴胡、白芍、青皮、郁金。

第五章　静脉血管疾病

　　静脉血管疾病是指发生在静脉的疾病总称，根据发病时间可分为急性静脉疾病和慢性静脉疾病。各种情况导致的静脉血流缓慢、血管内皮受损及血液高凝状态是形成静脉血栓的原因，根据发病时间以及病变性质的不同可有不同的临床表现，大部分需要手术治疗，轻微患者可采用非手术治疗。

　　常见的致病因素有以下五方面：

　　（1）年龄：10岁以下儿童的发生率较低，随着年龄的增长，发病率逐渐上升。

　　（2）生活习惯：长期站立或坐位，更容易引起下肢静脉功能不全，长期卧床或有行动障碍患者易形成下肢深静脉血栓。

　　（3）恶性肿瘤：肿瘤引起的直接压迫、肿瘤相关的高凝状态、肿瘤所致的行动障碍等均可导致深静脉血栓。

　　（4）凝血功能异常：凝血因子缺乏以及凝血功能异常，可增加深静脉血栓形成的概率。

　　（5）先天性因素：先天性的解剖功能异常、瓣膜功能不全、静脉瓣缺如或隔膜形成等都可导致下肢静脉疾病。

　　静脉血管疾病，无论是小静脉血栓还是大静脉血栓形成，其共同的病理变化是血液瘀滞，血管部分或完全阻塞，从而形成脉积。

第一节　下肢静脉曲张

下肢静脉曲张（lower-extremity varicose veins，LVV）指下肢大隐或小隐静脉系统处于过伸状态，以蜿蜒、迂曲为主要病变的一类疾病。在长期站立或负重人群中发病率较高，如营业员、教师、体力工作者等。临床上以大（小）隐静脉系统发病为主，临床特点为下肢沉重感、酸胀疼痛感，肢体可见曲张突出的静脉团，后期足靴区色素沉着、溃疡。

一、病因与发病机制

（一）病因

1. 静脉壁薄弱和瓣膜缺陷

静脉壁相对薄弱，在静脉压作用下可以扩张，瓣窦处的扩张导致原有的静脉瓣膜无法紧密闭合，发生瓣膜功能相对不全，血液倒流。瓣膜发育不良或缺失，亦不能有效发挥防止倒流的作用，导致发病。

2. 静脉内压持久升高

静脉血本身由于重力作用，对瓣膜产生一定的压力，正常情况下对其不会造成损害，但当静脉内压力持续升高时，瓣膜会承受过重的压力，逐渐松弛、脱垂，使之关闭不全。多见于长期站立工作、重体力劳动、妊娠、慢性咳嗽、长期便秘等人群。

3. 与年龄、性别有关

由于肢体静脉压仅在身体长度达最高时方达最高压力，青春期前身体不高，故静脉口径较小，可防止静脉扩张。所以有的患者尽管 30 岁前就患有严重静脉曲张，但因为年龄、身高的原因，症状不明显。大多数患者是随年龄增大，静脉壁和瓣膜逐渐失去其张力，症状加剧而被迫就医。

静脉曲张以女性多见，可能由于妊娠能诱发或加重静脉曲张。但没有妊娠的女性，其发病率也比男性高（男：女＝1∶3），其原因可能是女性骨盆较宽大，血管结构过度弯曲以及月经期、妊娠期和绝经期时均可使骨盆内的静脉增加充血。妊娠期易发生静脉曲张的另一原因是妊娠期四肢浅静脉的张力降低，使其易于扩张，这种情况在产后可恢复。

（二）发病机制

正常情况下，下肢静脉回流是依靠心脏搏动而产生的舒缩力量，在深筋膜内包围深静脉的肌肉产生的泵的作用，以及呼吸运动时胸腔内负压吸引三方面的协同作用。静脉瓣膜起着血液回流中单向限制作用。若有瓣膜缺陷，则单向限制作用就会丧失，从而引起血液倒流，对下一级静脉瓣膜产生额外冲击，久之就会导致下级静脉瓣膜的逐级破坏。静脉中瓣膜的破坏使倒流的血液对静脉壁产生巨大的压力，即可引起静脉相对薄弱的部分膨胀。而长期站立、重体力劳动、妊娠、慢性咳嗽、长期便秘等可使静脉内压力增高，进一步加剧了血液对瓣膜的冲击力和静脉壁的压力，导致静脉曲张。长期的静脉曲张，血液瘀滞，最终产生瘀积性皮炎、色素沉着、慢性硬结型蜂窝组织炎或形成溃疡。

曲张静脉的病理变化主要发生在静脉壁的中层。在初期，中层的弹力组织和肌组织都增厚，这种变化可视为静脉压力增大所引起的代偿性反应。至晚期，肌组织和弹力组织萎缩、消失，并为纤维组织所替代，静脉壁变薄并失去弹性而扩张。静脉瓣也发生萎缩、硬化。病变静脉周围组织的微循环由于静脉压的增高而发生障碍，引起营养不良，导致纤维细胞增生。病变部位的皮下组织弥漫性纤维变性并伴水肿，水肿液内含大量蛋白质，这些蛋白质又可引起纤维组织增生。静脉瘀滞使淋巴管回流受阻，淋巴液中含有大量的蛋白质又加重了组织纤维化。如此恶性循环的结果是局部组织缺氧，抗损伤能力降低，因而容易发生感染和溃疡。

二、临床表现

（一）症状

（1）早期可以没有任何临床症状与不适。

（2）活动后患肢沉重、酸胀，有疲劳感，时有疼痛，休息后减轻。

（二）体征

1. 曲张

患肢浅静脉出现局部静脉的隆起、扩张、迂曲，状如蚯蚓，甚者呈大团块，站立时明显。

2. 水肿

部分患者下肢活动后可出现水肿，休息后减轻。

3. 皮肤营养改变

后期可出现皮肤变薄，色素沉着（多在足靴区），湿疹样皮炎和小腿慢性溃疡等。

4. 血栓性浅静脉炎

由于血液淤积、血流缓慢，曲张静脉处可形成血栓而出现局部条索状红肿疼痛，并有明显压痛，并发浅静脉血栓或静脉炎者可触及"静脉结石"。

5. 出血

由于外伤或小静脉自发破裂而引起出血。

（三）下肢静脉功能试验

（1）深静脉通畅试验（Penhes 试验）：用来测定深静脉回流情况。方法是在大腿用一止血带阻断大隐静脉干，嘱患者连续用力踢腿或下蹲，由于下肢运动，肌肉收缩，浅静脉血液经深静脉回流而使曲张静脉萎陷空虚。如深静脉不通或有倒流使静脉压力增高，则曲张静脉压力不减轻，甚至曲张更显著。

（2）大隐静脉瓣膜功能试验（Trendelenburg 试验）：用来测定大隐静脉瓣膜的功能。方法是患者平卧位，下肢抬高，排空浅静脉内的血液，用止血带绑在大腿根部卵圆窝下方处。随后让病人站立，10 秒内解开止血带，大隐静脉血柱由上向下立即充盈，则提示大隐静脉瓣膜功能不全，病变部位极可能位于卵圆窝水平。深静脉血通过大隐静脉连接点泄入浅静脉系统，浅静脉如缓慢（超过 30 秒）而逐渐充盈，属于正常情况，是血液由毛细血管回流入静脉内的缘故。如果患者站立后，止血带未解开而止血带下方的浅静脉迅速充盈，说明返流入该静脉的血液来自小隐静脉或某些功能不全的交通静脉。

（3）交通静脉瓣膜功能试验（Pratt 试验）：患者平卧，抬高患肢，在大腿根部扎止血带，先从足趾向上至腘窝扎第一根弹力绷带，再自止血带处向下，扎第二根弹力绷带，在向下解开第一根弹力绷带的同时，向下继续扎第二根弹力绷带，如果在两根弹力绷带之间的间隙内出现曲张静脉，即意味着该处有功能不全的交通静脉。

（四）辅助检查

1. 超声多普勒检查

这是诊断下肢静脉曲张最常用的检查方法，可以了解隐—股或隐—腘静脉瓣膜的情况，评价静脉反流的程度。可以判断深静脉是否通畅和了解深静脉瓣膜情况，检查大小隐静脉扩张程度和反流时间。

2. 静脉造影

这是诊断下肢静脉曲张的"金标准"。对下肢静脉曲张患者，下肢静脉顺行性造影可显示隐—股静脉瓣膜关闭不全及关闭程度。同时对静脉系统疾病进行全面的评价，观察深静脉瓣膜功能及通畅情况，判断下肢静脉是否正常，有无静脉畸形，各交通支静脉是否存在反流。本方法也用于对复发性静脉曲张的患者进行复发原因的检查。

3. 光电容积（PPC）检查

通过记录下肢静脉容积减少和静脉再充盈时间来反映静脉血容量的变化，判别深浅静脉和穿通静脉瓣膜功能情况及反流程度。

三、诊断

（1）根据家族史、长期站立和腹内压升高病史，结合典型的临床表现，比较容易诊断本病。

（2）诊断中的主要问题是评价引起下肢静脉曲张的原因，即病因诊断。通过彩色超声可以进行初步判断，有疑问时结合下肢静脉造影可以确定其原因。

（3）对出现下肢色素沉着、溃疡、血栓性浅静脉炎、出血等并发症的患者要详细询问病史和进行必要的检查，以排除其他病变。

四、CEAP 分级

CEAP 即临床（C，clinical）、病因（E，etiology）、解剖部位（A，anatomy）及病理发病机制（P，pathology）。

根据患肢的临床表现和发病部位等分为 C0～C6 共 7 级：

（1）C0：无可见或可触及的静脉病体征。

（2）C1：毛细血管扩张，网状静脉，踝部发红。

（3）C2：静脉曲张。

（4）C3：不伴皮肤改变的水肿。

（5）C4：静脉疾病引起的皮肤改变。C4a：色素沉着，静脉性湿疹，或两者并存；C4b：脂性硬皮病，白色萎缩症，或两者并存。

（6）C5：皮肤改变伴愈合的溃疡。

（7）C6：皮肤改变伴活动性溃疡。

五、鉴别诊断

1. 下肢深静脉血栓形成后遗综合征

患者有肢体肿胀、胀痛，有明确深静脉血栓形成病史，在深静脉血栓形成后期出现继发性下肢浅静脉曲张，以小腿分支静脉为主，患肢肿胀明显，伴胀痛，活动或站立后加重，卧床休息后不能完全缓解。彩色多普勒提示下肢深静脉瓣膜关闭不全，流速减慢或陈旧性血栓形成。

2. 原发性下肢深静脉瓣膜功能不全

此病是下肢深静脉瓣膜薄弱、松弛及发育不良造成的瓣膜关闭不全。静脉血液倒流，深静脉内压力升高，血液通过深浅静脉交通支流入浅静脉，进而导致下肢浅静脉曲张，患者有小腿肿胀、色素沉着及溃疡等。通过下肢静脉造影和多普勒超声检查可以明确诊断。

3. 下肢动静脉瘘

由于动脉与静脉之间血液发生短路，动脉血液直接通过血瘘口灌入静脉中，静脉内压力明显增高，使浅静脉显著曲张。患肢皮肤温度升高，瘘口附近的曲张静脉有震颤及杂音。在青年和儿童中，出现无明显原因的肢体静脉曲张应考虑先天性动静脉瘘，如果同时伴有患肢增长、增粗、多毛、多汗等，则更支持该病诊断。如有肢体外伤患者，则为继发性动静脉瘘。

六、西医治疗

（一）一般治疗

（1）鼓励肥胖者减轻体重，适当地活动和体育锻炼，避免久坐久站。

（2）适当按摩和冷、热水浸浴，防止腹内压增加。

（3）加穿弹力袜，从外部加压，减轻对浅静脉血管的压力，同时防止浅静脉过度伸张，并促使深静脉血液回流，以减轻患肢肿胀、胀痛或沉重感。

（4）保守治疗仅能延缓浅静脉曲张的病变进程，减轻临床症状和体征，而不能根治浅静脉曲张性病变。伴发湿疹臁疮者，应积极治疗，防止病情恶化。

（二）药物治疗

（1）马栗树籽提取物：其代表药物为德国生产的迈之灵，可降低血管通透性、增加静脉回流，具有减轻静脉瘀血症状、增加血管弹性、增加血管张力等作用。

（2）地奥司明：其作用为改变静脉的血液流变学，增强静脉回流，同时恢复静脉功能，并可以消除水肿。

（三）手术治疗

当患者排除深静脉不通畅、深静脉瓣膜功能不全及其他可能疾病后，除年老体弱和手术耐受力很差者，均可考虑手术治疗。

1. 大隐静脉高位结扎剥脱术

大隐静脉高位结扎剥脱仍是治疗下肢浅静脉反流的"金标准"，但仍有相当的复发率。该术为传统的手术方法，将大隐静脉高位结扎加主干剥脱术，并同时切除扩张迂曲的分支。如遇小隐静脉有曲张性病变，可做相同的处理。

适应证：下肢静脉曲张且深静脉全程通畅的；患者有明显的临床症状和体征，能耐受手术者。传统手术方式会出现常见的并发症，如切口出血或血肿、隐神经损伤、股静脉损伤、静脉曲张复发。

2. 下肢静脉曲张激光、射频腔内闭合术

利用激光的热能效应与特殊组织的激光反应，准确破坏曲张静脉内膜，使静脉纤维化，达到静脉闭合，实现治疗的微创化。此方法激光纤维容易穿破血管且对周围组织热损伤明显，容易导致皮肤瘀血、瘀斑，易发生下肢深静脉血栓及肺栓塞。对于怀孕或哺乳期患者、血液高凝状态者、下肢深静脉血栓形成者以及全身一般状况较差者则不宜使用。

3. 腹腔镜深筋膜下交通静脉结扎术

交通支静脉功能不全是下肢静脉曲张的常见病因，很多下肢静脉性溃疡患者的交通支静脉功能不全。内镜下的交通静脉结扎是利用腹腔镜技术完成对小腿内侧交通静脉结扎，应用该术式可以阻断小腿内侧功能不全的交通静脉，以减少足靴区静脉倒流，可使直立性静脉压降低。此方法手术时间较长，会出现结扎不完全、术后易出现筋膜下出血、皮下气肿、麻木及疼痛等并发症。

4. 硬化剂注射疗法

利用硬化剂引起的浅静脉管壁炎症反应，使管腔纤维化闭塞。对于毛细血管扩张症、病变局限、残留的曲张静脉，选择硬化剂治疗尤为适宜。在硬化剂注入后，局部用棉垫压迫包扎，使管腔尽可能缩小，防止血栓过度形成，促使管腔发生纤维化闭塞。注射结束后，可嘱患者自主活动。但在注射时，应防止硬化剂渗漏引起组织炎症坏死，甚至流入深静脉形成血栓。

5. 其他手术方法

其他手术方法还有透光直视旋切术、静脉腔内电凝术、经皮连续缝扎术等。

七、中医药治疗

中医学认为，本病因先天禀赋不足，筋脉薄弱，加之久行久立，过度劳累，进一步损伤筋脉，以致经脉不合，气血运行不畅，血壅于下，瘀血阻滞脉络扩张充盈，日久而成"脉积"。亦有因远行、劳累之后，涉水淋雨、遭受寒湿，寒凝血脉，瘀滞筋脉络道而为病。瘀久不散，化生湿热，流注于下肢经络，复因搔抓、虫咬等诱发，则腐溃成疮，日久难以收敛。

（一）辨证论治

1. 气虚血瘀

临床表现：久站久行或劳累时瘤体增大，下坠不适感加重，常伴气短乏力，脘腹坠胀，腰酸，舌淡，苔薄白，脉细缓无力。

治法：补气活血通络。

方药：补中益气汤合四物汤加减。

药用黄芪、白术、陈皮、升麻、柴胡、人参、甘草、当归、川芎、熟地、赤芍等。

2. 气血瘀滞

临床表现：久站久行或劳累时青筋暴露更重，或局部硬结，患肢困重、坠胀不适，或麻木。伴气短乏力，舌质淡紫或有瘀点、瘀斑，苔白，脉弦细或沉涩。

治法：行气活血通络。

方药：柴胡疏肝散合血府逐瘀汤加减。

药用陈皮、柴胡、川芎、香附、枳壳、芍药、桃仁、红花、当归、生地黄、牛膝、桔梗、赤芍、甘草。疼痛加忍冬藤、地龙；扭曲块明显加三棱、莪术；患肢畏寒麻木加附子、桂枝。

3. 寒湿凝筋

临床表现：下肢青筋盘曲，轻度肿胀，伴形寒肢冷，口淡不渴，小便清长，舌淡黯，苔白腻，脉弦细。

治法：散寒除湿通络。

方药：暖肝煎合当归四逆汤加减。

药用当归、枸杞、小茴香、肉桂、乌药、沉香、茯苓、桂枝、芍药、细辛、通草、甘草、大枣。

4. 湿热瘀阻

临床表现：青筋迂曲，有紫红色索条或肿硬区，患肢瘀肿，色灰紫黯，蔓延及小腿全部，小腿前或侧方瘀肿溃烂，有渗液或附有糜苔，疮口色黯，肉腐失新，伴烦躁不安，发热口渴，尿赤，便干，舌质黯红或紫，伴瘀点瘀斑，苔黄或白，脉滑数或弦数。

治法：清热利湿通络。

方药：萆薢渗湿汤合大黄䗪虫丸加减。

药用萆薢、薏苡仁、赤茯苓、黄柏、丹皮、泽泻、滑石、通草、大黄、黄芩、桃仁、杏仁、芍药、干地黄、干漆、虻虫、水蛭、蛴螬、䗪虫、甘草。伴疼痛者加元胡、白芷；气血虚者加黄芪、白术。

（二）中医外治

（1）熏洗疗法：合并湿疹或溃疡时可选用本法。常用药物有蛇床子、地肤子、白鲜皮、苦参、大黄、赤芍、黄柏、苍术等。

（2）敷药疗法：浅静脉炎患者可外用青敷膏；溃疡者可应用珍珠散、白玉膏、疮灵液、生肌玉红膏等；并发湿疹者外用青黛散。

八、预后

（1）单纯性下肢静脉曲张的发生既有先天性静脉壁薄弱等因素，也有后天的长期站立或久坐引起静脉压升高等原因。因此，尽可能不要长期站立，站立时可穿弹力袜治疗，久坐者要适当活动。

（2）该病的手术方法很多，每一个患者的临床表现、发病的主要原因不尽相同，因此，对每一个患者都要实行个体化治疗，才能取得良好疗效。

（3）及时治疗，加强护理是治疗本病的关键。

第二节　下肢深静脉血栓形成

下肢深静脉血栓（deep venous thrombosis of lower extremity，DVT）形成，是指静脉血液在下肢深静脉血管内的凝结，是常见病，严重损害人们的健康。此病可后遗下肢水肿、继发性静脉曲张、皮炎、色素沉着和瘀滞性溃疡等。美国每年约有 50 万人患本病，我国尚无统计数据，但并不少见。深静脉血栓形成的部位以下肢髂股静脉段较多见。血管壁损伤，血流异常和血液成分改变是引起静脉血栓的三个主要因素，至今仍为各国学者所公认。

静脉血栓是在多因素作用下形成的，而血液成分的改变是血栓形成的最重要因素，体内凝血—抗凝—纤溶 3 个系统在正常情况下处于平衡状态，任何使凝血功能增强、抗凝—纤溶作用抑制的因素都将促使血栓形成。

深静脉血栓可见于任何年龄，但统计显示，随年龄增大，发病率逐步增高，80 岁人群的发病率是 30 岁人群的 30 余倍。长期卧床、手术、创伤、产后、服避孕药、恶性肿瘤均是下肢深静脉血栓的易发因素。

一、病因与发病机制

（一）病因

Virchow 提出的三个 DVT 致病因素，即静脉壁损伤、血流缓慢和高凝状态，至今仍被沿用，但有不少新的知识掺入。了解 DVT 的病因及高危因素，对正确认识 DVT 的发生、发展，指导合理的预防措施与诊断治疗均有重要意义。

1. 静脉壁损伤

完整的静脉内膜是防止 DVT 形成的前提。静脉壁因外伤如手术、创伤、外伤、缺氧、血栓或静脉注射刺激性药物（如高渗药物、化疗药物）等使内膜遭到破坏，内膜下胶原裸露，导致血小板的黏附，并进一步发生聚集和释放，释放的生物活性物质可使血小板进一步聚集，形成血小板血栓。

2. 血流缓慢

血流缓慢是造成下肢 DVT 的首要因素。静脉血流瘀滞增加了激活的血小板和凝血因子与静脉壁接触的时间，容易引起血栓形成。另一个解剖因素是，左髂总静脉被夹在右髂总静脉和骶骨岬之间，容易使左髂总静脉长期处于前后壁接触状态，不但使左髂静脉回流受阻，还会形成静脉腔内粘连，造成远侧静脉回流障碍而发生血栓，因此左侧髂—股静脉血栓形成率远较右侧高。内科长期卧床患者、骨折固定患者、手术后卧床患者血流缓慢，易发生 DVT。

3. 高凝状态

术后者、创伤患者、恶性肿瘤患者及妊娠者，由于血液处于高凝状态，也易发生 DVT。

（二）发病机制

DVT 形成过程中，先是血小板黏附、聚集在血管内膜局部，释放某些活性物质，同时又使血小板进一步聚集。随着病情的发展，血小板堆积逐渐增多，形成许多珊瑚状血小板小梁，使血流减慢，被激活的凝血因子逐渐增多，纤维蛋白形成及沉积亦随之增多，并网罗血细胞，终成血栓。血栓形成早期，只有起源处附着于血管壁，几乎是漂浮状态，很容易脱落。继而血栓收缩，挤出血清，血栓变为相对干燥、坚实的结构。开始血栓仅是通过纤维蛋白附着于血管壁上，但内膜的内皮纤维细胞迅速入侵，使血栓固定、机化。因为由血栓挤出的血清中有激活的凝血因子及凝血酶，所以在一定条件下，很容易有新鲜的血凝块沉积于正在机化甚至已经机化的血栓上，使血栓不断地扩展延伸，最终堵塞静脉管腔。

二、临床表现

（一）症状和体征

1. 肿胀

最常见的临床表现是一侧肢体的突然肿胀。下肢深静脉血栓形成的患者，会有局部疼痛、行走时疼痛加剧的症状。轻者仅局部感觉沉重，站立时症状加重。

2. 疼痛

疼痛部位因血栓的部位而定，髂股静脉血栓疼痛的部位常在大腿和腹股沟部位，小腿静脉血栓疼痛部位在小腿肌肉。静脉血栓部位常有压痛。因此，下肢应检查小腿肌肉、腘窝、内收肌管及腹股沟下方股静脉。

3. 浅静脉曲张

深静脉阻塞可引起浅静脉压升高，发病 1～2 周后可使浅静脉扩张或曲张。

（二）临床分型

根据血栓形成的部位，下肢深静脉血栓分为三种类型，即周围型、中央型和混合型。

1. 周围型

周围型也称小腿肌肉静脉丛血栓形成。血栓形成后，因血栓局限症状较轻，经治疗多数可消融或机化，也可自溶。少数未治疗或治疗不当，可向大腿扩展而成为混合型。小栓子脱落可引起轻度肺动脉栓塞，临床上常被忽视。

临床主要表现为小腿疼痛、轻度肿胀和活动受限，症状与血栓形成时间一致，主要体征为足背屈时牵拉腓肠肌引起疼痛（Homans 征阳性）及腓肠肌压痛（Neuhof 征阳性）。

2. 中央型

中央型也称髂股静脉血栓形成，左侧多见。表现为臀部以下肿胀，下肢、腹股沟及患侧腹壁浅静脉怒张，皮肤温度升高，深静脉走向压痛，血栓可向上延伸至下腔静脉，向下可累及整个下肢深静脉，成为混合型。血栓脱落可导致肺动脉栓塞，威胁患者生命。

3. 混合型

即全下肢深静脉及肌肉静脉丛内均有血栓形成，可以由周围型扩展而来。开始症状较轻未引起注意，以后肿胀平面逐渐上升，直至全下肢水肿始被发现。因此，出现临床表现与血栓形成的时间不一致。混合型也可以由中央型向下扩展所致，其临床表现不易与中央型鉴别。

本病发病急骤，数小时内整个患肢出现疼痛、压痛及明显肿胀，股上部及同侧下腹壁浅静脉曲张，沿股三角区及股内收肌管部位有明显压痛，在股静脉部位可摸到索条物并压痛。严重者，患肢皮色呈青紫，称"股青肿"，提示患肢深浅静脉广泛性血栓形成，伴有动脉痉挛，有时可导致肢体静脉型坏疽。全身症状一般不明显，体温上升不超过39℃，可有轻度心动过速和疲倦不适等症状，"股青肿"较罕见。

（三）临床检查

（1）足背伸试验，Homans 征常为阳性。这是由于腓肠肌及比目鱼肌被动伸长时，刺激小腿深静脉而引起。

（2）腓肠肌压痛试验，Neuhof 征阳性。患者仰卧，自然屈膝，放松下肢，检查者用手指压迫患者小腿腓肠肌，有饱满紧韧和压痛感。

（四）实验室检查

1. 血液学检查

（1）血液高凝是下肢深静脉血栓形成的发病因素，血液学检查是重要的检查手段，可以监测血液黏稠度、血液凝固性纤溶活性等。

（2）在急性期，常有白细胞总数和中性粒细胞轻度增加，血液生化学检查可有乳酸脱氢酶等增高，在应用抗栓疗法过程中，也需要监测出凝血时间、凝血酶原时间等变化。

（3）在易栓症患者的检查中可有嗜酸性细胞增多、血小板异常等。

2. 血液 D – 二聚体（D – dimer）浓度测定

D – 二聚体是纤维蛋白复合物溶解时产生的降解产物，下肢静脉血栓形成的同时，纤溶系统也被激活，血液中 D – 二聚体浓度上升。如 D – 二聚体浓度正常时，其阴性价值更可靠，基本可排除急性血栓形成的可能，准确率达 $97\% \sim 99\%$。

3. 蛋白 S 和蛋白 C 检测

（1）蛋白 S 是一种维生素 K 依赖性酶原，可协同活化蛋白 C，消除凝血因子 Xa 对凝血因子 Va、凝血因子 IXa 对凝血因子 IIa 的保护作用，使之被水解，其含量降低常伴严重的深静脉血栓。

（2）蛋白 C 也是一种维生素 K 依赖性酶原，其活化后可灭活凝血因子 VIIIa 与凝血因子 Va，抑制血液凝固。其降低可见于先天性或后天获得性蛋白 C 缺陷，先天性缺陷者常常有反复血栓形成史。

（五）辅助检查

1. 超声多普勒

这可准确判断静脉内是否有血栓及血栓累及的范围，可作为首选的确诊性检查。

2. CT 静脉造影和肺动脉造影

这可明确下肢深静脉、下腔静脉及肺动脉的情况，是诊断下肢深静脉血栓的重要方法，怀疑肺动脉栓塞时首选此方法。

3. 静脉造影

这是诊断下肢深静脉血栓形成的"金标准"，但为有创检查。

三、诊断

（1）多见于产后、盆腔术后、外伤、晚期癌肿、昏迷或长期卧床的人群。

（2）起病较急，患肢肿胀发硬、疼痛，活动后加重，常伴有发热、脉快。

（3）血栓部位压痛，沿血管可扪及索状物，血栓远侧肢体或全肢体肿胀，皮肤呈青紫色，皮温降低，足背、胫后动脉搏动减弱或消失，或出现静脉性坏疽。血栓伸延至下腔静脉时，下肢、臀部、下腹和外生殖器均明显水肿。血栓发生在小腿肌肉静脉丛时 Homans 征和 Neuhof 征阳性。

（4）后期血栓吸收机化，常遗留静脉功能不全，出现浅静脉曲张、色素沉着、溃疡、肿胀等，称为"深静脉血栓形成后综合征"。其可分为：①周围型：以血液倒灌为主；②中央型：以血液回流障碍为主；③混合型：既有血液倒灌，又有回流障碍。

（5）血栓脱落可致肺栓塞。

（6）放射性纤维蛋白原试验、D－二聚体、多普勒超声及静脉血流图检查，有助于诊断。静脉造影可确定诊断。

四、鉴别诊断

1. 急性动脉栓塞

本病也常表现为单侧下肢的突发疼痛，与下肢静脉血栓有相似之处。但急性动脉栓塞时肢体无肿胀，主要表现为足及小腿皮温下降、厥冷、剧痛、麻木、自主运动及皮肤感觉丧失，足背动脉、胫后动脉搏动消失，有时股动脉搏动也消失。根据以上特点，鉴别较易。

2. 急性下肢淋巴管炎

本病发病较快，患者肢体肿胀，常伴有寒战高热，皮肤发红，皮温升高，浅静脉不曲张。根据以上特点，可与下肢深静脉血栓相鉴别。

3. 淋巴水肿

本病与下肢深静脉血栓慢性期有相似之处，起病较缓。

4. 其他疾病

凡因术后、产后、严重创伤或全身性疾病卧床者，突然觉小腿深部疼痛，有压痛，Homans 征阳性，首先应考虑小腿深静脉血栓形成。但须与下列疾病作鉴别：急性小腿肌炎、急性小腿纤维组织炎、小腿肌劳损、小腿深静脉破裂出血及跟腱断裂。后者均有外伤史，起病急骤，局部疼痛剧烈，伴小腿尤其踝部皮肤瘀血斑，可资鉴别。

五、西医治疗

（一）一般治疗

1. 卧床休息

急性深静脉血栓患者需卧床休息 1~2 周，使血栓黏附于静脉内膜，减轻局部疼痛，促使炎症反应消退。在此期间，避免用力排便以防血栓脱落导致肺栓塞。

2. 抬高患肢

患肢抬高需高于心脏水平，离床 20~30cm，膝关节处于稍屈曲位。

3. 压力治疗

起床时需穿弹力袜或用弹力绷带适度压迫浅静脉，以增加静脉血回流量，维持最低限度的静脉压，防止下肢水肿发展。

（二）药物治疗

1. 抗凝疗法

这是深静脉血栓形成最主要的治疗方法。正确地使用抗凝剂可降低肺栓塞并发率和深静脉血栓形成的后遗症。其作用在于防止已形成的血栓继续滋长和其他部位新血栓的形成，并促使血栓静脉较迅速地再管化。

适应证：①静脉血栓形成后 1 个月内；②静脉血栓形成后有肺栓塞可能时；③血栓取除术后。

禁忌证：①易出血体质；②流产后；③亚急性心内膜炎；④溃疡病；⑤肝肾功能不全及有出血倾向者。

抗凝药物：

（1）肝素：一种有效抗凝剂，药效迅速，静脉注射10分钟后，就能有效地控制血液凝结，其作用时间短，在体内迅速被破坏，大部分被酶破坏，小部分经肾排泄。静脉注射3～6小时后，血液凝固时间即能恢复正常。

（2）低分子肝素：一种肝素降解产物，比肝素分子量低得多，其特点是抗栓作用较强，给药方便，出血副作用少。

（3）香豆素类衍化物：一种凝血酶原抑制剂。其作用诱导期长，一般需在用药后24～48小时才开始起作用。作用消失时间也长，并有药物累积作用，停药后往往要经过4～10天作用才完全消失。香豆素类衍化物均用口服法。现国内常用香豆素类衍化物有双香豆素、新抗凝和华法林钠。

2. 溶栓治疗

急性深静脉血栓形成或并发肺栓塞，在发病1周内的患者可应用纤维蛋白溶解剂包括链激酶及尿激酶治疗。

适应证：①主要用于治疗血栓形成和栓塞性疾病，不能作为预防疗法。②一般主张早期应用，最好在发病后3天以内应用，超过3天后应用，效果较差。③也有报道称对发病6～7天以后的陈旧性血栓有溶栓效果。

禁忌证：①有变态反应性疾病者；②有出血性疾病者；③有严重的消化道溃疡或肺结核空洞者；④外科手术和分娩后5天之内者；⑤70岁以上高龄者；⑥妊娠、细菌性心内膜炎、二尖瓣病变并有房颤、怀疑左心腔有血栓者；⑦糖尿病合并视网膜病变者；⑧严重肝、肾功能障碍者。

（三）手术治疗

1. 切开取栓术

下肢深静脉血栓形成一般不做手术取栓，但对于广泛性髂股静脉血栓形成伴动脉血供障碍而肢体趋于坏疽者（股青肿），则常需手术取栓。髂股静脉血栓取除术的手术时间，一般在发病 72 小时内，尤以 48 小时内效果最佳。

2. 导管内溶栓

近年来采用经静脉插管至局部血栓部位灌注溶栓药物，对于急性下肢静脉血栓形成显示了较好的临床疗效。

3. 下腔静脉滤器置入术

下肢深静脉血栓形成是血管外科的常见疾病，由于其可能导致致命性肺栓塞，患者可能会出现猝死等严重后果，所以一直为临床医师所重视。预防肺栓塞首选的治疗方案是下腔静脉滤器置入，其目的是阻拦和捕捉源于下肢的游离血栓，预防肺栓塞。

六、中医药治疗

中医学认为，本病多由于术后、产后、外伤等原因，患者长期卧床，以致久卧伤气，气伤则血行不畅，血行缓慢，瘀血阻于脉中；或因饮食不节，嗜食膏粱厚味，湿热内生，流注于血脉，湿热与瘀血互结，阻于脉道，形成"脉积"。脉络滞塞不通，不通则痛；营血回流受阻，水津外溢，聚而为湿，停滞于肌肤则肿。脉络湿阻是本病病机的关键，亦不可忽视营卫不和、气血亏虚等重要发病因素。

（一）辨证论治

1. 湿热下注

临床表现：患肢明显肿胀、胀痛、压痛明显，皮色黯红而热，浅静脉扩张，按之凹陷。伴发热，口渴不欲饮，小便短赤，大便秘结，舌质红，苔黄腻，脉滑数。

治法：清热利湿活血。

方药：四妙散合四妙勇安汤加减。

药用黄柏、银花、元参、当归、蒲公英、车前草、紫草、苍术、川牛膝、熟大黄、薏苡仁、丹参等。

2. 脉络湿瘀

临床表现：患肢肿胀疼痛较重，皮色黯红，浅静脉扩张，活动后症状加重。舌质黯红，有瘀斑、瘀点，苔白腻，脉沉细或沉涩。

治法：活血化瘀，利湿通络。

方药：茵陈赤小豆汤加减。

药用茵陈、赤小豆、苍术、黄柏、川牛膝、薏苡仁、泽泻、防己、佩兰、白豆蔻、甘草等。

3. 脾虚湿阻

临床表现：患肢肿胀，沉重胀痛，朝轻暮重。伴疲乏无力，不欲饮食。舌质淡胖，苔薄白，脉沉细。

治法：健脾渗湿，活血通络。

方药：参苓白术散加减。

药用黄芪、薏苡仁、赤小豆、党参、白扁豆、车前草、茯苓、鸡血藤、当归、丹参、白术、川牛膝等。

（二）中医外治法

1. 中医外敷疗法

急性期冰硝散外敷。将冰片、芒硝研为粗末，拌匀，装入布袋内外敷于患肢。

2. 中医渍渍疗法

选用活血消肿散或活血、祛湿、燥湿中药随证加减，煎煮后，泡洗足部、小腿，每日 1 次，每次 15～30 分钟，水温宜在 37～40℃。

（三）其他中医特色疗法

1. 体位疗法

（1）急性期：患者应卧床休息，抬高患肢高出心脏水平，一般抬高 20～30cm；患肢制动，避免肢体用力屈伸活动，避免对肢体进行揉捏、挤压、搬动，防止血栓脱落并发肺栓塞。

（2）慢性期：急性期过后鼓励下地活动，需绑扎弹力绷带或穿弹力袜，活动量由小至大逐渐增加。平卧时抬高患肢高出心脏水平，一般抬高 20 ～ 30cm，每天至少 4 次，每次不少于 20 分钟；同时可做患肢踝、膝关节伸屈活动。生活工作中不宜久站、久坐。从事坐位的工作者，应定时站立行走或做下肢伸屈运动；从事站立工作者，经常以脚尖着地或做蹲起运动。

2. 缠缚疗法

适用于股肿病慢性期患者，在日常生活活动中，应坚持患肢缠缚弹力绷带，自患肢远端开始向近端缠缚弹力绷带，以促进患肢静脉血液回流，缓解临床症状，减少并发症。使用期间应注意观察肢体的色泽、肿胀情况和效果，适当调节缠缚弹力绷带的松紧度。

七、预防

对具有高危险因素的患者，要采取综合预防措施。如手术患者前后应采取必要的药物预防措施。术中操作时，在邻近四肢或盆腔静脉周围的操作应轻巧，避免内膜损伤。避免术后在小腿下垫枕以影响小腿深静脉回流。鼓励病人的足和趾经常主动活动，并嘱多做深呼吸及咳嗽动作。尽可能早期下床活动，必要时下肢穿医用弹力长袜。年老者、癌症或心脏病患者，在胸腔、腹腔或盆腔等手术后及股骨骨折后应多加注意，产后妇女应更为重视。

第三节　血栓性浅静脉炎

血栓性浅静脉炎是浅静脉炎的一种，临床表现为沿静脉走行部位有条索状物或硬结节，触痛明显及炎症反应。男女均可发病，以青壮年多见。西医学认为，血栓性浅静脉炎的发生，常是静脉管壁损伤后发生血栓与炎症。并且血栓与炎症的发生，又与该部位血管内血流动力学变化及机体对自身血管功能调节能力有密切关系。

血栓性浅静脉炎是深静脉血栓、肺栓塞发生的重要危险因素，近几年引起深静脉血栓形成的概率及引发肺栓塞的概率也在增高。

一、病因与发病机制

（一）病因

浅静脉血栓最常见的病因与浅静脉置管、刺激性药物、感染等造成的静脉内膜损伤有关；也可因血液瘀滞，多发生于曲张的浅静脉；部分病例存在抗凝血酶Ⅲ、蛋白 C 和蛋白 S 的异常；口服避孕药和妊娠也可能与血栓性浅静脉炎发病有关，但尚无确切证据。此外，某些恶性肿瘤，如急性淋巴细胞性白血病和胆管癌等，已证明能够释放一些促凝物质，可并发血栓性浅静脉炎。

（二）发病机制

1. 损伤后血栓性浅静脉炎

损伤后血栓性浅静脉炎多发生在肢体遭受直接外伤后，沿着静脉走行的相应区域出现触痛性条索状物，因静脉损伤后皮下出血，常可见到皮下瘀斑。损伤后血栓性浅静脉炎也常发生在静脉穿刺注射的部位，多数因注射刺激性或细胞毒性药物而引起，这是目前血栓性浅静脉炎最常见的类型。经静脉腔穿刺置管本身发生血栓性浅静脉炎者较少见。临床上表现为穿刺注射部位出现红肿和疼痛，通常持续数天或数周，有时需要数月才能完全缓解。

2. 静脉曲张后血栓性浅静脉炎

静脉曲张后血栓性浅静脉炎常发生在下肢曲张浅静脉腔内，血栓可以沿大隐静脉向上或向下蔓延，或者发生在非大隐静脉主干的曲张静脉分叉部位。除部分继发于损伤外，相当一部分常没有任何诱因。静脉曲张后血栓性静脉炎常表现为静脉曲张部位出现有触痛的硬结，其周围常有红斑。

极少数情况下，如果血栓反应蔓延至踝部静脉壁和皮肤，可能发生显著皮下出血。基于细胞周围的炎症反应和细胞因子的合成和释放，静脉曲张后血栓性浅静脉炎多发生在静脉瘀积性溃疡附近的静脉曲张部位。

3. 感染性血栓性浅静脉炎

1932 年，De Takats 提出手术后、注射治疗后、损伤或放疗时，以及静脉曲张中的隐匿性感染，是发生感染性血栓性浅静脉炎的重要因素。血液中 L 型或其他非典型细菌类型可能在疾病发生中起重要作用。另一种感染性血栓性静脉炎的特殊类型是脓毒性浅静脉炎，脓毒性浅静脉炎通常发生在长期应用静脉内置管输液后，以静脉内化脓为其特点，常与脓毒败血症有关，这是一个严重的甚至是致命的并发症。

4. 游走性血栓性浅静脉炎

1845 年，Jadious 首先描述游走性血栓性浅静脉炎，其特征为浅静脉血栓反复发生在不同的部位，但最常见在下肢。尽管大量的致病因素已经发现，但仍然没有一个确定的因素，其可能与两种疾病密切相关：①内脏癌的体表表现。1856 年，Trousseau 首先报道与癌症有关；1938 年，Sproul 注意到胰尾癌患者易发生游走性血栓性浅静脉炎。②游走性血栓性浅静脉炎常与血管炎有关，如多发性结节性动脉炎、血栓闭塞性脉管炎。

5. 胸壁血栓性浅静脉炎

胸壁血栓性浅静脉炎又称 Mondor 病，是指前胸壁、乳房、肋缘和上腹部的浅静脉有血栓形成，并继发炎症改变。Mondor 病罕见，其静脉炎症通常局限在乳房上部的前侧壁部分（侧胸静脉）、乳房下部越过乳房反折处、沿着肋缘和上腹部的区域（胸、上腹壁静脉），以及由乳头内下方伸展到剑突下和上腹壁范围（腹壁上静脉）。其特征为局部体检发现触痛、条索状结构，拉紧皮肤或抬高上肢时更为明显。目前病因尚未明了，除上肢骤然用力而使静脉受牵拉遭受损伤构成本病发病因素外，也可能与恶性肿瘤有关。近来文献报道，Mondor 病多发生在乳房手术后、长期口服避孕药、遗传性蛋白C缺乏、抗心磷脂抗体阳性等情况时。

二、临床表现

（一）症状与体征

（1）肿块：患肢突然出现沿浅静脉走行的条索状、柱状、网状肿胀、硬结或肿块。肿块质地较硬，一般长5~10cm，沿静脉周围扩展。

（2）红肿、疼痛：有明显的红肿、疼痛、触痛。病变静脉组织红肿或水肿，局部皮温升高，扪及热感，严重者肢体活动受限。

（3）其他：经休息或治疗，红热肿胀逐渐消退，遗有黯红色或暗褐色色素沉着，表浅静脉条索、硬结或串珠样改变明显，通常2~3周触痛可完全消失。

（4）既往有浅静脉曲张的患者，下肢有静脉曲张表现。

（二）实验室检查

（1）血液学检查：血常规检查，血凝检查，血浆D－二聚体检测，有助于早期诊断血栓性浅静脉炎。

（2）超声多普勒检查：超声多普勒检查可准确检测出血栓的部位和血栓大小。

三、诊断

（1）血栓性浅静脉炎一般发生在既往有下肢静脉曲张的患者身上。好发部位为小腿，常常发生在小腿成团曲张的静脉内。

（2）沿静脉走行方向突然出现红、肿、热、痛，条索状物或结节，发生于上肢者，多在疼痛部位可触及条索状硬物。

（3）全身可有轻度发热，白细胞数量可有轻度升高。

四、鉴别诊断

1. 结节性红斑

多见于青年女性，与结核和风湿有关。结节多发于小腿，呈圆形、片状或斑块状，可伴有发热、乏力、关节痛及小腿水肿等，血沉加快。易反复发作。

2. 硬性红斑

为皮肤结核的一种类型，多见于青年女性。结节多发于小腿，呈圆形或斑块状，呈褐色或紫红色，可发生破溃甚至溃疡。可找到结核病灶，结核菌素试验呈阳性，血沉加快。

3. 结节性动脉周围炎

多见于中年男性，皮损为多形性，有红斑、瘀斑、紫斑、网状青斑等。以皮下结节多见，沿动脉分布。皮肤发红、疼痛，可发生溃疡，反复发作，此起彼伏。常有发热、关节痛、多汗等。

4. 结节性多动脉炎

多见于中年男性，主要累及中小动、静脉及淋巴管。皮损为多形性结节，多发于小腿，沿血管走行排列，皮色正常或呈红玫瑰色或绛紫色，有明显触痛或压痛，可发生溃疡。

5. 结节性血管炎

常见于中年女性，多发于小腿后侧，结节呈圆形，呈红色或紫红色，可破溃，但无条索状改变。

6. 下肢丹毒

肢体皮肤红斑处色如涂丹，压之退色，边缘皮肤略隆起，与正常皮肤有明显界限，腹股沟淋巴结可有肿痛。

7. 血栓闭塞性脉管炎

游走性血栓性浅静脉炎病变始终局限于静脉，若为血栓闭塞性脉管炎早期，则迟早会发生动脉病变，出现肢体缺血和营养障碍等症状，有时鉴别两者十分困难。

8. 恶性肿瘤和感染引起的表浅静脉血栓形成

两者很相似，但恶性肿瘤中以胰腺体尾癌最常合并游走性血栓性浅静脉炎，此外还有肝、胃、胆、肺的恶性肿瘤。鉴别主要依据原发器官的表现以及癌肿的一般表现，如体重迅速下降、食欲减退、乏力等。年老患者在肢体上一再出现血栓性浅静脉炎的发作，而无明显病因可解释者，应推测癌肿存在。另外，癌肿患者血栓形成很快复发，自发病至死亡时间也很短。感染合并的游走性血栓性浅静脉炎，多见于结核，可根据两者的特殊临床表现和实验室检查加以鉴别。

五、西医治疗

（一）一般治疗

（1）病情轻者可自行消退，不必卧床休息。

（2）为减少疼痛，在肢体活动时可穿弹力袜或缠扎弹力绷带。病情较重、炎症反应明显者，可适当卧床休息几天，抬高患肢。

（3）局部湿热敷或理疗。

（二）药物治疗

治疗目的旨在缓解局部症状，阻止血栓延长进入深静脉，防止复发以及引起静脉栓塞等更严重事件。

（1）非甾体类抗炎药：为减轻局部炎性反应，可口服阿司匹林。

（2）抗凝药物：有学者认为可以应用抗凝药物治疗，如低分子肝素。

（3）止痛药：疼痛较重者，可应用消炎镇痛类药物。

（三）手术治疗

（1）手术方法：本病的手术治疗以切除病变的血管为主。

（2）手术原则：如上述方法之后，血栓仍有侵犯深静脉的趋势，应及时施行手术，高位结扎受累静脉，并予局部病变部位切除或者做剥脱。

（3）如受累静脉延伸、扩展，可能累及深静脉时，应施行受累静脉高位结扎切除术。经治疗炎症消退 3 个月以后，若仍遗留痛性硬索状物且不易消退时，可施行硬索状物切除术治疗。

六、中医药治疗

《素问·痹论》曰："痹在于脉则血凝不流。"《诸病源候论·肿病诸候·恶脉候》曰："春冬受恶风入络脉中，其血瘀结所生。"《医宗金鉴·外科心法要诀》在谈及"青蛇毒"的成因时，认为是"由肾经素虚，湿热下注而成"。《医宗金鉴·内科新法痹论》还有"脉痹则脉中血不流行，而色变也"的记载，说明古代医家对血栓性浅静脉炎的病因及临床表现有了一定的认识。中医学认为，本病为湿热之邪外侵，或寒湿凝滞，蕴久化热以致气血瘀滞、脉络滞塞不通所致之"脉积"，其基本病机可概括为湿、热、瘀，三者常相互影响，相兼为生。

本病的中医治疗具有比较好的临床疗效，可以单独应用，也可以联合西药进行。

（一）辨证论治

1. 湿热蕴结

临床表现：患部浅静脉疼痛、发红、肿胀、灼热，有硬条索状物，压痛明显，严重者有肢体肿胀，伴发热，口渴，不欲饮，舌红，苔黄腻，脉滑数。

治法：清热利湿，活血化瘀。

方药：四妙勇安汤加减或解毒消疮饮加减。

药用金银花、元参、当归、甘草、赤芍、牛膝、黄柏、苍术、防己、红花、白芷等。

2. 血脉瘀阻

临床表现：局部遗留有硬结节或条索状物，皮肤有色素沉着，不红不

146

热，伴针刺样疼痛，舌质黯红，或有瘀点、瘀斑，苔薄白，脉沉细涩。

治法：活血化瘀，散结通脉。

方药：桃红四物汤加减或复元活血汤加减。

药用生地、当归、赤芍、川芎、桃仁、红花、地丁、紫草、黄柏、牛膝、鸡血藤、水蛭、甘草等。

（二）外治疗法

（1）中药熏洗：鲜马齿苋，煎汤趁热熏洗患处。或活血止痛散，煎汤趁热熏洗患处，每日 2 次。

（2）中药外涂在炎症红肿处，外涂马黄酊（马钱子、黄连各 30g，用 300mL 75% 酒精浸 5 天，密封备用），每日 3 次。具有消炎镇痛作用，效果显著。

第六章　其他动脉血管疾病

第一节　肺栓塞

肺栓塞主要是指肺动脉血栓栓塞（pulmonary thromboembolism，PTE），是由静脉系统游离出来的血栓经过右心而进入肺动脉或其分支，阻塞血流，使肺血管的血流阻力增加，右心负荷加重，引起肺部血流灌注和换气功能障碍的临床和病理生理综合征。发生肺栓塞后，受阻塞的血管远端肺组织发生缺血坏死的情况称为肺梗死（pulmonary infarction），肺栓塞与肺梗死在临床上有时难以区别。

肺栓塞临床表现复杂多变，以呼吸困难、胸痛、咳嗽、咯血，甚则晕厥、休克为主要特点，栓塞绝大多数是由深静脉血栓脱落所致，是深静脉血栓的严重并发症，也是临床上猝死的常见和重要原因。极少数动脉系统血栓通过房间隔缺损进入右心，从而进入肺动脉或分支形成肺栓塞，此种情况称反常栓塞。临床上肺栓塞诊断困难，漏诊率及病死率均较高，故应引起临床医生的重视。本病可参照中医"胸痹""咳嗽""咳血""厥证""脱证"等辨证论治。

一、病因与发病机制

（一）病因

1. 血栓性深静脉炎和深静脉血栓

这是发生肺栓塞的主要原因，60%～85%的栓子来源于下肢静脉和盆腔静脉，72%的急性脊柱损伤可致深静脉血栓形成。

2. 心肺疾病

最常见于心房纤颤、心力衰竭合并风湿性心脏病、冠状动脉粥样硬化性心脏病，肺源性心脏病（肺心病）也易合并肺栓塞，右心房（室）附壁血栓脱落可致肺栓塞，感染性心内膜炎赘生物脱落也可成为炎性栓子。另外，34%的急性心肌梗死患者可发生深静脉血栓形成，尤其在70岁以上患者中，71%的人有深静脉血栓形成，这也是导致肺栓塞发生的一个重要原因。

3. 长期卧床、制动

急性心肌梗死后，下肢深静脉病的增多与高凝状态、休克、心力衰竭及卧床（超过5天）等有关。内科监护病房卧床的患者在做超声多普勒检查时，其静脉血栓形成发生率为33%，下肢骨折、偏瘫手术后、重症心肺疾病及健康人不适当的长期卧床或长途乘车（或飞机）时肢体活动减少，肌肉的按摩动作丧失，静脉血流的驱动力降低，都是形成静脉血栓的常见因素。深静脉血栓形成的发生率与卧床时间相关，连续卧床7天，血流速度减慢到最低点。

4. 骨折、创伤及外科手术后

肺栓塞并发于外科手术后或外伤者约占43%，其中约15%的创伤患者并发肺栓塞，尸检发现，45%～60%的胫骨骨折患者、27%的骨盆骨折患者、14%的脊柱骨折患者出现肺栓塞。大面积烧伤和软组织创伤也可并发肺栓塞，后者推测可能因受伤组织释放的某些物质损伤了肺血管内皮，引起多发性肺微血栓形成。冠状动脉旁路手术合并肺栓塞的危险性为4%，合并小腿深静脉血栓率形成为20%。

5. 肺、胰腺、消化道和生殖系统的肿瘤

这些肿瘤易合并瘤栓而导致肺栓塞，同时肺栓塞又是肿瘤存在的信号，其中肺癌患者并发肺栓塞最为常见。恶性肿瘤患者易并发肺栓塞的原因可能与凝血机制异常有关。

6. 年龄与性别

尸检资料显示，肺栓塞的发病率随年龄的增加而上升，儿童患病率约为3%，60岁以上者可达20%，肺栓塞以50~60岁此年龄段最多见，90%致死性肺栓塞发生在50岁以上。性别与肺栓塞的发生在儿童及青春期无明显差别，20~39岁年龄组女性深静脉血栓病的发病率比同龄男性高10倍。

7. 其他因素

其他因素有血液病、代谢性疾病、妊娠、口服避孕药及肥胖等。

（二）发病机制

1. 血栓形成

肺栓塞常是静脉血栓形成的并发症。栓子通常来源于下肢和骨盆的深静脉，通过循环到肺动脉引起栓塞，很少来源于上肢、头和颈部静脉。血流瘀滞，血液凝固性增强和静脉内皮损伤是血栓形成的促进因素。内源性或外源性的栓子堵塞肺动脉主干，引起血流动力学改变，血管内皮功能受到影响。因此，创伤、长期卧床、静脉曲张、静脉插管、盆腔和髋部手术、肥胖、糖尿病、避孕药或其他原因所致的凝血机制亢进等，容易诱发静脉血栓形成。早期血栓松脆，加上纤溶系统的作用，故在血栓形成的最初数天发生肺栓塞的危险性最高。

2. 心脏病

心脏病为我国肺栓塞的最常见原因，占比40%。几乎遍及各类心脏病，合并心房颤动、心力衰竭和亚急性细菌性心内膜炎者发病率最高。以右心腔血栓最多见，少数也源于静脉系统。细菌性栓子除见于亚急性细菌性心内膜炎外，也可由起搏器感染引起。前者感染栓子主要来自二尖瓣，偶尔先天性心脏病患者二尖瓣赘生物可自左心经缺损分流进入右心而到达肺动脉，致肺动脉压力上升，右心室负荷加大，心输出量下降。病情表现与血栓大小形状及堵塞肺血管的部位和范围有关，进一步发展可引起右心衰，血压下降。

3. 肿瘤

肿瘤是我国肺栓塞形成的第二大原因，占比35%，远较国外的6%高。以肺癌、消化系统肿瘤、绒癌、白血病等较常见。恶性肿瘤并发肺栓塞仅为瘤栓，其余均为血栓。据推测，肿瘤患者血液中可能存在凝血激酶以及其他能激活凝血系统的物质，如组蛋白、组织蛋白酶和蛋白水解酶等；另外，血小板活化脱颗粒释放出大量血管活性物质，如二磷酸腺苷，组织胺，5－羟色胺，多种前列腺素等，均导致广泛的肺小动脉收缩，同时反射性引起交感神经释放儿茶酚胺。故肿瘤患者肺栓塞发生率高，甚至是其首发症状。

4. 妊娠和分娩

孕妇的肺栓塞发生率数倍于年龄配对的非孕妇，产后和剖腹产发生率最高。妊娠时腹腔内压增加、血管平滑肌松弛及盆静脉受压，可引起静脉血流缓慢，改变血液流变学特性，血流瘀滞，利于血液凝固，形成黏附、聚集，使血管内皮分泌过量的血浆内皮素，加重静脉血栓形成。此外伴有凝血因子和血小板增加，血浆素原—血浆素蛋白溶解系统活性降低。但这些改变与无血栓栓塞的孕妇相比并无绝对差异。

羊水栓塞也是分娩期的严重并发症。羊水进入母循环后发生的病理生理改变有：一是过敏反应，胎儿成分作为一种抗原，强烈激发机体的反应，释放免疫物质及前列腺素、组织胺、白三烯、细胞因子等，产生过敏性休克样反应；二是急性肺动脉高压，由于过敏性反应可引起肺血管痉挛，使肺血管阻力增大，肺静脉缺血，左心回心血量减少，左心排出量减少致周围循环衰竭，最终发生休克；三是急性缺氧呼吸衰竭，由于过敏反应使支气管痉挛造成通气障碍，呼吸困难导致低氧血症和高碳酸血症；四是心脏骤停，主要是肺动脉高压，肺血管牵拉受体发生血管迷走神经兴奋致心动过缓、心脏骤停。

5. 其他少见的病因

长骨骨折致脂肪栓塞，口服避孕药、意外事故和减压病造成空气栓塞，寄生虫和异物栓塞等，出现上述情况可使促凝血物质进入血液，血液处于高凝状态，使堵塞部位的血管痉挛，血小板增多，肺动脉压力升高，进一步导致肺栓塞的发生发展。没有明显的促发因素时，还应考虑到遗传性抗凝因素减少或纤维蛋白溶酶原激活抑制剂的增加。

二、临床表现

（一）症状

（1）呼吸困难：呼吸困难是肺栓塞最常见的症状，尤以活动后明显。呼吸频率、呼吸困难的程度和持续时间与肺栓塞的范围和以往肺功能状态有关。呼吸困难严重且持久者往往栓塞较大。

（2）胸痛：常突然发生，多与呼吸运动有关，咳嗽时加重。有时疼痛为压榨性，并向肩部、心前区放射，酷似心绞痛发作。

（3）咳嗽：多为干咳，或有少量白痰，也可伴有喘息。

（4）咯血：是提示肺梗死的常见症状，多在梗死后24小时内发生，量不多，颜色为鲜红色，数日后可变成黯红色。

（5）其他症状：①由于胸痛和低氧血症，部分患者可有极度焦虑、惊恐或有濒死感；②肺栓塞有时会腹痛或有恶心、呕吐感，可能与膈肌受刺激或肠缺血有关；③少数大块或巨大肺栓塞可引起晕厥、休克甚至死亡。

（二）体征

（1）一般体征：①呼吸急促：是最早和最常见的体征；②发热：体温大多在 37.5~38.5℃，可持续 1 周左右，发热可因肺梗死、血管炎症、肺不张或继发感染所致；③发绀：部分患者出现发绀，多由低氧血症引起；④休克：大块肺栓塞引起休克时，可见面色苍白、大汗淋漓、四肢冷、血压下降等。

（2）心血管系统体征：①主要是急、慢性肺动脉高压和右心功能不全的一些表现，如心底部肺动脉段浊音区宽，并有局部的明显搏动和胸骨抬举感。②肺动脉瓣区第二心音亢进伴分裂，并有响亮粗糙的收缩期喷射性吹风样杂音；右心衰竭时，心浊音界可扩大，三尖瓣区可闻及收缩期吹风样杂音。

（3）肺部体征：①肺部可有干、湿性啰音，与肺水肿、左心衰竭、肺不张及肺部毛细血管通透改变有关；②肺栓塞后小支气管反射性痉挛、间质水肿、肺不张可出现哮鸣音，胸膜受累致胸膜摩擦音或胸腔积液；③一侧肺叶或全肺栓塞可使纵隔、气管移向患侧，膈肌上移。

（4）其他系统体征：当肺栓塞引起右心衰竭时可见颈静脉怒张、肝肿大、压痛、下肢水肿，偶有黄疸和脾肿大，也可有血栓性静脉或下肢静脉曲张等体征。

三、临床分型

（1）根据阻塞部位可分为：单发性肺动脉栓塞和多发性肺动脉栓塞两种类型。

（2）根据血栓栓子大小可分为：①微栓塞；②小栓塞；③大栓塞；④巨大栓塞。

（3）根据病程过程可分为：①急性动脉栓塞；②亚急性动脉栓塞；③慢性动脉栓塞；④复发性肺动脉栓塞。

（4）根据栓塞范围可分为：广泛性肺栓塞和非广泛性肺栓塞两种类型。

（5）根据临床表现轻重可分为：重型和轻型两种类型。

四、辅助检查

（一）实验室检查

（1）肺栓塞尚无敏感的特异性实验室诊断指标，常见的有白细胞正常或轻度升高，血沉增快，血清胆红素增高等。

（2）D－二聚体检查：D－二聚体是交联纤维蛋白在纤溶系统作用下产生的可溶性降解产物，为一个特异性的纤溶过程标志物，在血栓栓塞时因血栓纤维蛋白溶解而使其血浓度升高。D－二聚体对急性肺动脉栓塞诊断的敏感性达92%～100%，但特异性较差，当D－二聚体低于500μg时，可以排除肺动脉栓塞。

（3）动脉血气分析：很多病人的血气可以不发生变化，当有较大块栓塞时，可表现为低氧血症、低碳酸血症、肺泡—动脉氧分压 P（A－a）O_2 增大。

（二）胸部X线检查

胸部X线检查可以有各种不同的表现形式，如：区域性肺血管纹理变细、稀疏或消失，右下肺动脉干增宽或伴截断征，肺野透亮度增加，胸腔积液等。胸部X线检查无特异性，只能为诊断提供参考。

（三）心电图

大多数表现为非特异性的心电图异常。较为多见的表现包括 V1～V4 的T波改变和ST段异常。部分患者可出现 I 导 S 波加深，Ⅲ导出现 Q/q 波及 T 波倒置等。

（四）超声心动图

（1）超声心动图在提示诊断和排除其他心血管疾病上有重要价值。严重的肺栓塞患者，可出现右室壁局部运动幅度减低，右心室和（或）右心房扩大，室间隔左移和运动异常，近端肺动脉扩张，下腔静脉扩张等。

（2）以上征象说明肺动脉高压、右室高负荷和肺源性心脏病，提示高度怀疑肺栓塞。

（五）CTA 或 MRI

（1）CT 血管造影（CTA）能发现段以上肺动脉内的栓子，是肺栓塞的诊断手段之一。肺栓塞的直接征象为肺动脉内的低密度充盈缺损，部分或完全包围在小透光的血流之间。

（2）MRI 对段以上肺动脉内栓子诊断的敏感性和特异性均较高。

（3）尽管肺动脉造影被称为诊断肺动脉栓塞的"金标准"，但在实际应用中由于各种原因，该技术真正应用于患者的次数很少。相比之下，无创检查的 CTA 和 MRI 显示了更强的优越性和重要性。

（六）放射性核素肺显像

（1）此项检查是一种安全、无创、有价值的诊断方法，但单纯肺灌注显像的假阳性率较高。为了增加准确性，减少假阳性，现通常采取肺灌注和通气显像同时进行的方法进行检测。

（2）临床意义：①肺通气正常，而灌注呈典型缺损，高度怀疑肺动脉栓塞。②病变部位既无通气也无血灌注，或通气异常而无灌注缺损，提示肺实质性病变。③通气和灌注均正常则可以排除肺栓塞。

（七）肺动脉造影

这是判断肺栓塞最可靠的方法。有价值的征象为：①肺动脉内充盈缺损；②肺动脉分支完全阻塞；③肺野内无血流灌注；④肺动脉分支充盈和排空延迟。肺动脉造影为有创检查，有一定的风险，在造影前应权衡利弊，慎重考虑。

五、诊断

（1）肺栓塞是一种具有多种临床表现的潜在性致死性疾病，其症状或体征均缺乏特异性，且不敏感，如不仔细观察、分析，极易误诊为其他心

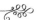

肺疾病。临床医师应熟悉肺栓塞的临床表现，在缺乏合适的诊断方法时，根据临床表现评估患者肺栓塞的可能性是极其重要的。

（2）对于既往有下肢静脉曲张、下肢深静脉血栓形成和血栓性浅静脉炎病史，有长期卧床、手术、骨折、分娩等情况者，在出现咳嗽、呼吸困难时应首先考虑本病。

（3）对于疑似肺栓塞的患者应尽早选取上述辅助检查方法，以尽快确诊。

（4）如有典型的病史和症状，即使辅助检查无异常发现，亦应高度怀疑肺栓塞，应立即采取相应治疗措施。

六、鉴别诊断

（一）冠状动脉供血不足

（1）年龄较大的急性肺栓塞或复发性肺栓塞患者，心电图可能出现Ⅱ、Ⅲ、aVF 导联 ST 段 T 波（ST－T）改变，甚至 V1～V4 导联呈现"冠状 T"，如同时伴有胸痛、气短等症状，容易误诊为冠状动脉供血不足。

（2）一般肺栓塞的心电图除 ST－T 改变外，常出现电轴右偏、肺性 P 波，并且在 1～2 周内心电图改变明显好转或消失。而冠心病者心电图改变长期存在。

（二）急性心肌梗死

本病的基本症状为胸痛、心力衰竭、休克，酷似肺栓塞。若能详细地询问病史，并结合心电动态观察，以及心肌酶谱检查分析，则可进行鉴别。

（三）肺炎、胸膜炎、气胸

三病皆有胸痛。但肺炎临床可见明显发热、咳嗽、咳铁锈色痰，血白细胞显著增多，胸部 X 线可见到肺部炎性浸润阴影。胸膜炎临床多有盗汗、低热、胸腔积液、胸膜粘连，结核菌素试验呈阳性等。气胸的 X 线可见肺脏被压缩阴影，患侧呼吸音减弱等胸部的特殊体征。

（四）胸主动脉夹层动脉瘤

胸主动脉夹层动脉瘤可有胸痛，也可突然发生，但患者常有高血压病史。X线可见到上纵隔阴影增宽，主动脉变宽而延长，常由于高血压而心电图表现为左室面高电压及左室劳损，偶见继发性 ST－T 改变。超声心动图检查亦有助于鉴别。

七、西医治疗

急性肺栓塞如不能得到有效治疗，可因休克、组织缺氧和急性右心衰竭而死亡。慢性肺栓塞虽为亚急性或慢性过程，但如治疗不彻底则常因反复再栓塞引起栓塞性肺动脉高压，导致慢性右心功能不全。肺栓塞的治疗目的是使患者度过危险期，解除栓塞和防止再发。对大块肺栓塞或急性肺心病患者的治疗包括及时吸氧，缓解肺血管痉挛，抗休克，抗心律失常，溶栓，抗凝及外科手术取栓等。对慢性栓塞性肺动脉高压和慢性肺心病患者，治疗主要包括阻断栓子来源以防止再栓塞，降低肺动脉压和改善心功能等方面。

（一）一般治疗

（1）一般处理：①对高度怀疑或确诊的肺栓塞患者，重症患者应安置在 ICU 病房，进行严密的监护，包括呼吸、心率、血压、静脉压、心电图及血气分析变化；②为了防止栓子再次脱落，病人要绝对卧床休息，保持大便通畅，避免用力。同时给予镇静、止咳、镇痛治疗。

（2）呼吸与循环支持：良好、有效的呼吸与循环支持是保证抢救成功和有效治疗的关键，这其中包括：吸氧、机械通气、降低肺动脉压、纠正右心衰。

（3）急救措施：①临床表现提示肺动脉高压和急性肺源性心脏病，合并低血压或休克的患者，应在补液的同时进行中心静脉压监测。②使用具有促使肺血管扩张、缓解冠状动脉痉挛的药物以维持组织灌注。同时应用升压药和强心药，维持血压和心脏功能。③并发心律失常者，应积极应用抗心律失常药，恢复窦性心律有助于改善右心功能，纠正休克。对于呼吸、心搏骤停者，应立即进行复苏抢救，行辅助呼吸和胸外心脏按压。

（二）药物治疗

1. 溶栓治疗

一旦确诊为肺栓塞，在保证生命指征的同时，应立即开始溶栓治疗。积极的溶栓治疗可以迅速溶解部分或全部血栓，恢复肺组织再灌注，减小肺动脉阻力，改善血流动力学和气体交换功能，从而改善右心功能，降低致死性肺动脉栓塞的死亡率、复发率和慢性肺动脉高压的发生率。溶栓的时间越早则效果越好。溶栓治疗应严格掌握绝对禁忌证和相对禁忌证。

绝对禁忌证：①活动性或近期内有内脏出血；②出血性脑卒中；③颅内或脊髓内疾病（如肿瘤）；④近期有过颅脑手术或头部外伤。

相对禁忌证：①创伤或大手术后；②活检或创伤性检查后，其部位不便于压迫止血；③非出血性脑卒中；④未得到控制的严重高血压；⑤妊娠；⑥严重的凝血功能障碍及肝肾功能不良者。

并发症：溶栓疗法的并发症主要是出血，其发生率为 18% ~27%，用药前和治疗期应监测血小板、凝血酶原时间、凝血时间、部分凝血活酶时间（APT）等。血浆纤维蛋白原应保持在 0.5~1g/L，以免发生出血。

2. 抗凝治疗

首选的抗凝药物是肝素，可以预防肺栓塞的复发，多在药物溶栓后或手术取栓后使用。低分子量肝素由于抗栓效果更好，出血发生率较低，应用方便，不需监测，目前已广泛应用于临床。栓塞危险因素消失、临床症状好转后，或有反复发作血栓的倾向时，则需应用口服抗凝剂治疗，当口服抗凝剂起效时就可停用肝素。

口服抗凝剂常用药物是华法林，首次剂量为 15~20mg，次日以后每日 2.5~5mg 维持。因口服抗凝剂发挥治疗作用需 3~5 天，故需与肝素联合应用数天后，方能停用肝素。口服抗凝剂的疗程一般为 3～6 个月，以后视具体情况考虑是否继续使用。停用抗凝剂宜逐渐减量，以免引起反弹。

并发症：主要为出血，常发生于皮肤及插管处，其次为腹膜后间隙或颅内。因此，用药前和用药期间应监测血小板、凝血时间、部分凝血活酶时间、凝血酶原时间以及血浆肝素水平。应用肝素引起的出血可用等量的鱼精蛋白拮抗，应用口服抗凝剂引起的出血可用维生素 K 拮抗。

3. 降纤治疗

（1）由于肺栓塞常继发于下肢深静脉血栓形成，患者血液处于高黏、高纤状态，应用药物降纤治疗可以预防肺栓塞的发生和作为肺栓塞的辅助疗法。

（2）常用药物主要包括：蝮蛇抗栓酶、巴曲酶、蕲蛇酶、降纤酶、前列地尔、低分子右旋糖酐等。

（三）手术治疗

1. 肺动脉血栓摘除术

急性肺动脉血栓栓塞者病情急重，可在体外循环下行肺动脉切开取栓。此种方法临床上应用较少，原因是手术时机、手术条件、患者对手术打击的耐受等通常不能达到理想要求。

2. 肺动脉血栓内膜剥脱术

慢性栓塞性肺动脉高压是反复肺动脉栓塞所致，内科治疗无效，肺动脉血栓内膜剥脱术可有效地治疗本病。术后血流动力学有明显改善，但手术后存活率有待进一步提高。

（四）介入治疗

随着导管技术的不断改进，新的经导管去栓装置和技术应用于临床，具有简便、易行、安全、创伤小等优势。通过导管去除血栓（或联合局部药物溶栓）可以快速恢复肺血流，改善血流动力学状态，增加心输出量，对挽救患者生命至关重要，成为治疗急危重肺栓塞患者最有希望的方法之一，弥补了药物及手术的不足。

主要介入治疗方法：①经导管肺动脉内溶栓术；②经导管肺动脉吸栓术；③经导管机械性碎栓术；④肺动脉血栓消融术；⑤肺动脉内支架置入术。

八、中医药治疗

在中医古籍中没有对肺栓塞的直接描述，其根据肺栓塞的临床表现多归属于心痛、胸痹、厥证、喘证、咯血等范畴。在《黄帝内经》中有对本病的描述，如《素问·痹论》说："心痹者，脉不通，烦则心下鼓，暴上气而喘。"《素问·脏气法时论》说："心病者，胸中痛，胁支满，胁下痛。"至于本病的病因，《素问·举痛论》指出："经脉流行不止，环周不休。寒气入经而稽迟，泣而不行。客于脉外则血少，客于脉中则气不通，故卒然而痛。"总之，古代医家的有关论述，为后人对本病的认识提供了借鉴。中医学认为，血栓形成是由于"血脉不通，血行失度，血凝而不流，沉积于内"所致的"脉积病"，是以持续性胸痛、气喘为主要表现的内脏痹证类疾病，轻者仅感胸闷、短气、咳嗽，经休息可很快缓解症状。重者胸胁闷痛，呼吸困难，喘不得卧，甚至唇青肢厥，脉微欲绝，昏不知人。

（一）辨证论治

由于肺栓塞的临床表现复杂而凶险，急性者往往表现为厥证、脱证。慢性者可表现为气滞、脏腑功能失调等证。辨证论治应从整体观念出发，本着"急则治其标，缓则治其本"的原则进行治疗。

1. 阳气欲脱

临床表现：面色苍白，四肢厥冷，冷汗淋漓；心悸气短，胸痛，气促，烦躁不安，唇指发绀，脉微欲绝。

治法：温经散寒，回阳救逆。

方药：参附汤加味。

药用黄芪、太子参（或红参）、当归、熟附片（先煎 30 分钟）、干姜、炙甘草等。

2. 虚热内炽

临床表现：胸痛，咳嗽痰少或咳痰带血，心悸气短，五心烦热，口干，颧红，舌红少津，脉细数。

治法：养阴清热，凉血活血。

方药：百合固金汤加减。

药用百合、北沙参、黄芩、生地黄、麦门冬、黄芪、当归、赤芍、熟地黄、栀子、桑白皮、地骨皮、桔梗、仙鹤草、白芍等。

3. 脾虚痰阻

临床表现：喘促不能平卧，咳嗽有痰，心悸气短，乏力、纳呆，甚则面浮足肿，舌质淡，苔白，脉沉弦或弦数。

治法：益气健脾，化痰平喘。

方药：六君子汤加减。

药用党参、紫菀、炒白术、苏子、杏仁、陈皮、胆南星、前胡、款冬花、半夏、茯苓、麻黄等。

4. 气滞血瘀

临床表现：胸痛，胸闷，心悸气短，乏力。舌质略红，或有瘀斑、瘀点，脉结代。

治法：益气通阳，活血化瘀。

方药：通阳宣痹汤加减。

药用黄芪、瓜蒌、川芎、赤芍、当归、延胡索、薤白、半夏、桃仁、红花等。

（二）中成药治疗

1. 急性期

在常规治疗的同时，可应用参脉注射液、生脉注射液、清开灵注射液、血塞通注射液等药物静滴，起活血化瘀之效，并兼有提高机体免疫功能，改善病灶周围组织局部血液循环障碍，减轻病灶周围炎症的功能。

2. 慢性期

可选用灯盏花注射液、刺五加注射液、丹参注射液、川芎嗪注射液等药物静滴，其主要作用是扩张血管和改善血液循环，抑制血小板和红细胞聚集，提高纤溶活性，抑制血栓的形成。

九、预防

肺动脉栓塞是一种继发性疾病，原因多数来源于肢体静脉血栓形成后的脱落，这一观点目前已达成共识。因此预防肺动脉栓塞的发生是完全可能的，也是非常重要的。

预防的具体方法有主动预防与被动预防两种。

（一）主动预防

主动预防是指预防肢体静脉血栓形成，包括：

（1）药物预防：对于长期卧床、肥胖、高龄、外伤、口服避孕药等人群应该积极进行抗凝治疗。而对某些手术患者，特别是骨盆手术是否需要进行常规抗凝治疗，尚需进一步讨论。

（2）物理方法：主要是改善血液循环状态，防止静脉血栓形成。如鼓励手术患者术后进行下肢活动，穿长筒弹力袜，或采用长筒靴间歇压迫法，腓肠肌电针刺激法等。

（二）被动预防

被动预防是指对已形成肢体静脉血栓并已导致或可能导致肺动脉栓塞患者进行腔静脉栓子脱落拦截，如下腔静脉滤器置入术，这种方法既能防止大的栓子脱落引起致命性肺栓塞，又不影响静脉回流，并发症较少，目前已被广泛采用。

十、护理

（一）急救护理

（1）急性肺栓塞患者进入 ICU 病房后，连续监测血压、心率、呼吸、心电图、心静脉压、血气以及水电解质等情况。

（2）休克的患者应取休克卧位。保持呼吸道通畅，必要时行气管插管或气管切开，通过适当的方式给氧。

（3）对大剂量应用溶栓、抗凝药物治疗的患者，应监测凝血机制。

（4）患者度过危险期，病情稳定后可以转入普通病房。

（二）一般护理

（1）适宜的治疗、休息环境：患者的房间应该舒适、安静，空气新鲜。

（2）绝对卧床休息：防止活动致使静脉血栓脱落，发生再次肺栓塞。

（3）注意保暖。

（4）止痛：胸痛轻，能够耐受，可不处理；对胸痛较重、影响呼吸的患者，应给予止痛处理，以免剧烈胸痛影响患者的呼吸运动。

（5）吸氧。

（6）监测重要生命体征：如呼吸、血压、心率、心律及体温等。

（7）定期复查动脉血气及心电图。

（8）观察用药反应。

（9）溶栓治疗后的护理常识：①心理护理：溶栓后仍需卧床休息，以免栓子脱落，造成再栓塞。②有效制动：急性肺栓塞溶栓后，下肢深静脉血栓松动，极易脱落，要绝对卧床 2 周，不能做双下肢用力的动作及双下肢按摩。③合理营养：饮食以清淡、易消化、富含维生素为宜，少食速溶性、易发酸食物，保证疾病恢复期的营养。④保持大便通畅：除吃富含纤维素的食物外，必要时可给予缓泻剂或甘油灌肠。

第二节　糖尿病肢体血管病变

　　糖尿病肢体血管病变，主要是指糖尿病合并肢体慢性动脉缺血性改变。临床中常常看到这种现象：患者既有糖尿病，又有动脉硬化的存在。糖尿病和动脉硬化只是病变发生的先后不同而已。

　　动脉硬化是脂代谢紊乱的表现之一，如果在此基础上合并糖尿病，出现了糖代谢紊乱，自然会加重动脉硬化的病变，反之也是一样。糖尿病血管病变的特点，在糖尿病足国际临床指南中已经明确，即糖尿病患者的动脉硬化与非糖尿病患者的动脉硬化相比：①更为常见；②发病年龄更小；③无性别差异；④多个节段发生病变；⑤病变发生在更远端（主动脉—髂动脉几乎不累及）。在我国的研究中也有类似的特点。

　　糖尿病下肢血管病变，是由于糖尿病患者同时出现下肢动脉硬化、闭塞所致。无论二者发生先后，只要具备这两个因素就构成了糖尿病下肢缺血，也可称为糖尿病下肢血管病变。糖尿病下肢血管病变的临床表现基本与单纯动脉硬化造成下肢缺血相似，但前者症状与体征更严重。

　　糖尿病血管病变是常见的糖尿病并发症，也是导致糖尿病患者死亡的主要原因，最常见的有心血管病变，脑血管病变，肾脏、视网膜及皮肤的微血管病变等。据报道，50 岁以上合并 1 项心血管危险因素的糖尿病患者中，有 1/5 都存在明显的下肢血管病变。对 45 岁以上、病程超过 5 年的糖尿病患者，如果使用超声检测，90% 以上都存在不同程度的下肢血管病变。可见，糖尿病患者存在下肢血管病变的情况是非常普遍的。

　　糖尿病血管病变可分为两大类：一类是糖尿病并发大血管病变。糖尿病患者比正常人更容易发生动脉粥样硬化，而且发展迅速。据报道，在过去患有周围血管疾病的患者中，有 20% 发现合并有糖尿病，而在糖尿病患者中发现有间歇性跛行、肌肉和皮肤萎缩以及下肢坏疽等症状者的概率比正常人高。另一类是糖尿病微血管病变。糖尿病患者微血管病变主要累及视网膜、肾脏、皮肤等处，其病理变化主要是毛细血管基底膜增厚。视网膜微血管病变多见于青年起病型的糖尿病患者，是造成失明的主要原因。糖尿病性肾病多与糖尿病性视网膜病变和糖尿病性神经病变同时存在。糖尿病皮肤微血管病变，可以见于全身任何部位，但以下肢胫骨前和足部皮肤微血管受累产生局部紫绀和皮肤缺血性溃疡多见。这种溃疡是浅表的、疼痛性的，而足背动脉搏动良好。

一、病因与发病机制

（一）高胰岛素血症和胰岛素抵抗

高胰岛素血症常伴有高血压、高甘油三酯、高密度脂蛋白降低、低密度脂蛋白升高、2 型糖尿病。高胰岛素血症也可伴其他多代谢紊乱，如尿酸增高、肥胖等，因此又称多代谢综合征（X 综合征），这些代谢紊乱可在糖尿病发生前出现。

（二）脂质代谢紊乱

糖尿病患者发生冠心病的概率是正常人群的 3 倍，其中伴有脂代谢紊乱者的发病率更高，但这些糖尿病患者的血清低密度脂蛋白胆固醇（LDL－C）并不一定升高。糖尿病患者高甘油三酯血症的严重程度，与患冠心病的危险性呈正相关和独立相关。伴有高甘油三酯血症和高胆固醇血症的男性，冠心病死亡率较无高脂血症者高 3 倍多。低密度脂蛋白（LDL）与冠心病死亡率增加明显相关。低密度脂蛋白糖基化（Gly－LDL）和氧化型低密度脂蛋白（OX－LDL），与糖尿病血管并发症的关系密切，可能与 2 型糖尿病患者体内自动氧化糖基化过程增强，自由基产生增多，或 2 型糖尿病患者抗氧化防御系统降低等因素有关。

（三）内皮细胞和凝血机制异常

影响血管内皮功能的主要有血管性血友病因子（vWF）增多，前列环素（PGI2）降低和纤维蛋白溶解活力降低。糖尿病患者血管内皮依赖的血管舒张功能下降可能与下列因素有关：①NO 合成减少；②NO 灭活增加；③NO 从内皮扩散到平滑肌的过程受阻；④一些受体功能发生改变（如 NO 受体下调）；⑤血管内皮释放的缩血管物质增多。

研究发现，血小板功能异常与血管病变范围呈正相关，而且血小板凝集反应的敏感性增高在血管病变之前即可出现。

另外，许多因素为非糖尿病伴动脉硬化者所有，可能也是糖尿病患者发生动脉硬化的危险因素，如遗传、高血压、吸烟、缺少运动、肥胖、种族、营养等。

二、临床表现

糖尿病肢体血管病变的表现比较复杂，除了具备全部下肢缺血性改变以外，还具有因糖尿病造成局部损坏的相应特点。

（一）症状与体征

（1）疼痛：疼痛可以表现为典型缺血表现时的间歇性跛行或静息痛。

（2）感觉异常：①因缺血而造成的发凉及皮肤温度降低。②因神经病变造成的麻木、感觉异常（蚁走感、灼热感、针刺感等）。

（3）动脉搏动：肢体远端动脉搏动减弱或消失，主要体现在足背动脉和胫后动脉。

（4）溃疡坏疽：溃疡与坏疽是糖尿病肢体血管病变最主要的临床表现，患者往往是在发生了溃疡才来就诊。其特点是：①与非糖尿病患者相比，糖尿病患者肢体溃疡与坏疽发展快、症状重，不及时处理往往会造成不可避免的截肢；②湿性坏疽较多，感染严重；③溃疡与坏疽严重，但疼痛多不明显，主要是因为同时合并有神经病变所致；④糖尿病合并足部溃疡与坏疽时称之为"糖尿病足"。糖尿病肢体血管病变的绝大部分患者也同时合并有神经病变，所以临床表现既有缺血引起的相关临床症状，也同时合并有神经病变的症状。

（二）辅助检查

（1）指压试验：用手指压迫趾端皮肤，局部呈苍白色，松压后迅速复原；若恢复缓慢，表示肢端动脉供血不足。

（2）肢体位置试验：患者平卧，两下肢伸直抬高45度，病变肢体迅速变苍白色并伴麻痹疼痛。患者起坐，双足下垂，足部颜色恢复缓慢，或呈潮红色并有环形紫斑，表示动脉供血不足，毛细血管弹性降低。

（3）皮温测定：在同等室温条件下测得两侧肢体中一侧对称部位皮温下降2℃以上，表示该肢体血运障碍。

（三）实验室检查

（1）血糖、血脂检查：血糖、糖化血红蛋白、血总胆固醇普遍较高，LDL－C增高，HDL－C降低，血甘油三酯增高，血β－脂蛋白增高，脂蛋白电泳图形异常。

（2）血尿酸、免疫学功能及其他血液学检查：可排除或鉴别因痛风、免疫性疾病、血液疾病引起的下肢疼痛，有助于糖尿病血管病变的诊断。

（3）血液流变学检查：全血黏度、血浆黏度增高，红细胞电泳时间延长，红细胞比积增高。

（4）肝肾功能检查：可了解糖尿病血管病变患者的肝肾功能，尤其注意是否合并糖尿病肾病。

（四）血管无损伤检查

（1）甲皱微循环检查：随着循环障碍的程度不同，可见到毛细血管袢模糊、紊乱、畸形以及血流减慢，血细胞聚集、渗出等改变。

（2）踝肱指数（ABI）测定：①ABI测定是最基本的无损伤血管检查方法，易操作、可重复，可以初估动脉阻塞和肢体缺血程度。$ABI \leqslant 0.9$可诊断为下肢缺血；②下肢严重缺血时$ABI < 0.4$；③糖尿病血管病变患者因动脉血管中层钙化，往往造成踝部压力显著增高，从而影响ABI值，临床中应予以注意鉴别。动脉壁钙化或弹性降低会导致假性高压的发生，从而影

响 ABI 的准确性，常见于长期糖尿病、终末期肾病和高龄患者，此时可检测趾肱指数（TBI），作为诊断依据，$TBI < 0.70$ 即可诊断下肢缺血；④当高度怀疑下肢缺血，ABI 值正常时，可测量运动后 ABI（平板运动试验），对确定诊断有帮助。平板运动试验方法：先测定患者静息状态下的 ABI，然后患者以 3.5km/h 的速度在坡度为 12% 的平板检查仪上行走，出现间歇性跛行症状时测量运动后的 ABI，ABI 明显降低则提示下肢缺血。

（3）肢体节段性压力测量：节段性压力测量可以准确定位动脉狭窄的部位，为制订治疗计划提供重要信息。如果在肱—股动脉之间存在明显的压差，则提示腹主动脉和髂动脉之间有狭窄；股上和膝上之间存在压差提示股浅动脉狭窄；膝上与膝下之间存在压力梯度，提示股浅动脉或腘动脉狭窄；膝下和踝部之间存在压力梯度，提示腘动脉以下狭窄。

（4）肢体搏动容积描记：①它可初步确定下肢动脉硬化闭塞症的病变部位和严重程度，鉴别静息状态时踝肱指数和节段性压力"假性正常化"的病例。②通过测量不同节段肢体容积的变化，为评价肢体血流灌注情况提供定性或定量资料，可用于评价血管重建术后肢体再灌注情况。③它能够准确预测髂动脉和股浅动脉的阻塞程度，区分髂动脉与股浅动脉近端的病变，但是对远端动脉（如胫动脉）准确性较低。

（5）彩色双功多普勒超声：它能够提供清晰的二维超声图像，同时也能提供血流动力学信息，可以确定下肢动脉有无闭塞性病变以及病变的部位和严重程度。在一些没有血管诊断系统的单位，彩超检查是首选方法之一。

（五）血管造影检查

（1）CT 血管造影术：用于确定下肢动脉硬化性闭塞症的狭窄部位和严重程度。CT 血管成像可使闭塞部位远端的血管显影，且影像可以自由旋转，有助于特殊病变的诊断，是目前临床应用比较广泛的诊断工具。它能够鉴别由动脉瘤、腘动脉挤压综合征及动脉外膜囊性病变导致的狭窄或闭塞病变。

（2）磁共振血管成像（MRA）：MRA 对于确定下肢动脉狭窄的部位和严重程度有帮助，优于导管血管造影术，可用于介入手术和外科血管重建术疗效的评估。

（3）数字减影血管造影（DSA）：DSA 是一种通过血管介入手段，将造影剂注入血管腔内，直接显示血管病变部位的一种方法，是目前评价血管病变的"金标准"。其不足是创伤较其他造影检查大。

三、诊断与鉴别诊断

（一）诊断

1. 糖尿病肢体血管病变

糖尿病患者出现了下肢疼痛，诊断中要判断是否由肢体缺血所造成，还要注意排除神经病变、骨关节病变引起的疼痛；糖尿病肢体血管病变往往同时合并有神经病变，在诊断时要注意区分各自病变的程度，即血管病变为主还是神经病变为主。

2. 糖尿病溃疡与坏疽

出现肢体溃疡与坏疽时，要区分缺血性和非缺血性。

（1）缺血性溃疡与坏疽：①具有下肢缺血的临床表现（发凉、麻木、疼痛，远端动脉搏动减弱或消失）；②由于糖尿病的存在，往往病情发展比较快，症状也比较重；③在合并感染时患肢症状更加明显；④预后较差，因糖尿病足截肢的患者往往是此种类型。

（2）非缺血性溃疡与坏疽：①神经病变更重，坏死以肌腱变性、坏死为主，并沿肌腱蔓延、发展；②主要表现为患肢高度肿胀，坏疽腐肉烂筋，多呈湿性，皮温较高，常伴恶臭气味，扩展较快，但疼痛不明显；③患者足背动脉、胫后动脉可触及，或者动脉搏动未及，但肢体抬高苍白试验呈阴性，说明侧支循环建立良好。④化验检查空腹血糖明显增高，白细胞和中性粒细胞也明显升高，血清白蛋白降低，或有酮症酸中毒等。

（二）临床分型

1. 三期三级分类法

（1）初期（局部缺血期）：患肢麻木、沉重、怕冷、步履不便、间歇性跛行；患肢可出现肤色苍白或变灰，皮温降低，皮肤干燥，趾甲生长缓慢；患肢足背动脉（趺阳脉）或胫后动脉（太溪脉）搏动减弱或消失。

（2）中期（营养障碍期）：患肢疼痛加重，入夜尤甚，难以入寐，日夜抱膝而坐；患肢畏寒，常需厚盖抚摩；剧烈的静息痛往往是溃烂的先兆；患足肤色黯红，下垂位明显，抬高立即变苍白，严重时可见瘀点及紫斑；患肢足背动脉（趺阳脉）或胫后动脉（太溪脉）搏动消失；皮肤干燥无汗，毳毛脱落，趾甲增厚变形。

（3）后期（坏死溃疡期）：在初中期临床表现的基础上出现了溃疡与坏疽，患部皮色由黯红变为青紫，出现肉枯筋萎的干性坏疽，或肿胀溃烂，流水污臭，并且向周围蔓延，五趾相传；或出现波及足背的湿性坏疽。有全身发热，口干纳呆，尿黄，便结等全身症状。

根据肢体坏疽的范围，临床将坏疽分为 3 级。

（1）一级坏疽：仅局限于足趾或手指部位。

（2）二级坏疽：病变发展到趾跖关节或跖部。

（3）三级坏疽：病变发展到踝关节及其以上部位。

2. Wagner 分类法

Wagner 根据糖尿病足病位和病变程度，分为 6 级。

（1）0 级：皮肤无开放性病灶。常表现肢端供血不足、皮肤凉、颜色发绀或苍白、麻木、感觉迟钝或丧失、刺痛或灼痛，常兼有足趾或足的畸形等高危足表现。

（2）1 级：肢端皮肤有开放性病灶。如水疱、血疱、鸡眼或胼胝，冻伤或烫伤及其他皮肤损伤所引起的浅表溃疡，但病灶尚未波及深部组织。

（3）2 级：感染病灶已侵犯深部肌肉组织。常有轻度蜂窝织炎，多发性脓灶及窦道形成，或感染沿肌间隙扩大，造成足底、足背贯通性溃疡或坏疽，脓性分泌物较多。足或指趾皮肤灶性干性坏疽，但肌腱韧带尚无破坏。

（4）3级：肌腱韧带组织破坏。蜂窝组织炎融合形成大脓腔，脓性分泌物及坏死组织增多，足或少数足趾干性坏疽，但骨质破坏尚不明显。

（5）4级：严重感染已造成骨质破坏，骨髓炎，骨关节破坏或已形成假关节、夏科氏关节，部分足趾发生湿性或干性严重坏疽或坏死。

（6）5级：足的大部或足的全部感染或缺血，导致严重的湿性或干性坏疽，肢端变黑，常波及踝关节及小腿。一般多采取外科高位截肢手术。

（三）鉴别诊断

糖尿病下肢血管病变（糖尿病下肢动脉硬化闭塞症）的患者在诊断时要注意与血栓闭塞性脉管炎、动脉硬化闭塞症、多发性大动脉炎、神经源性跛行等疾病相鉴别。

血栓闭塞性脉管炎、动脉硬化闭塞症与糖尿病下肢血管病变鉴别要点见下表。

血栓闭塞性脉管炎、动脉硬化闭塞症与糖尿病下肢血管病变鉴别

	血栓闭塞性脉管炎	动脉硬化闭塞症	糖尿病下肢血管病变
发病年龄	20～40岁青壮年（以男性为主）	40岁以上（以老年人为主）	中老年人
浅静脉炎	游走性	无	无
高血压	少有	大部分有	大部分有
心脑血管疾病	极少	有	多有
血脂	正常	升高	部分升高
血糖	正常	部分升高	升高
感染	可有，进展缓慢	可有，进展缓慢	严重
受累血管	中、小动静脉	大、中动脉	大血管、微循环

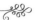

多发性大动脉炎鉴别要点：①大动脉炎多发生于青少年，尤其是女性；②其特点是体内各部位的大动脉均可发生狭窄，当颈总动脉、无名动脉发生狭窄时，因头部缺血可引起头目晕眩；③当无名动脉或锁骨下动脉狭窄时则引起上肢供血不足的症状，如酸麻、发凉、肌肉萎缩、无脉等症状，但皮色改变及疼痛症状不明显，一般不发生坏疽；④血糖一般不高。

神经源性跛行多因椎管狭窄，压迫神经所致。其间歇性跛行的特点：①行走距离与肢体疼痛无关，表现为行走即痛，不是随着行走距离的延长而逐渐加重；②疼痛缓解方式不同，疼痛缓解的方法是卧床，下地站立后即痛；③下肢无明显缺血性改变，下肢动脉血管检查无异常。

四、西医治疗

治疗原则：一是积极控制和治疗糖尿病，防治动脉硬化和心脑血管疾病，积极控制感染；二是恢复或改善动脉闭塞远端的血液供应，减轻伤残、保存肢体；三是综合使用多种治疗，中西医并重。

（一）一般治疗

（1）控制血糖，降脂、降压治疗。

（2）鼓励肥胖者减轻体重。

（3）适当的运动和体育锻炼。

（4）戒烟限酒。

（二）药物治疗

药物治疗是糖尿病肢体血管病变的基本治疗方法。既可以作为无手术适应证患者的长期治疗措施，也可以作为外科术后巩固疗效的辅助治疗。

1. 治疗心血管危险因素

（1）降脂：建议下肢动脉硬化闭塞症（ASO）患者使用他汀类药物，主要用于以血中总胆固醇及低密度脂蛋白胆固醇增高为主的患者。

（2）降压：从小剂量开始，优先选择长效制剂联合应用。常用降压药物包括钙通道阻滞剂、血管紧张素转换酶抑制剂（ACEI）、血管紧张素受体阻滞剂（ARB）、利尿剂和 β 受体阻滞剂五类，以及由上述药物组成的复方制剂。

（3）降糖：控制血糖目标值为空腹 4.44 ~ 6.7 mmoL，餐后6.7 ~ 8.9 mmoL，糖化血红蛋白（HbAlc） <7.0%。

（4）抗血小板治疗：降低糖尿病血管病变患者心梗、脑卒中及血管源性死亡的风险。常用药物有阿司匹林、氯吡格雷等。阿司匹林联合氯吡格雷可降低有症状的下肢血管病变患者心血管事件的发生率，但应警惕出血风险。

2. 治疗间歇性跛行

（1）西洛他唑：具有抗血小板活性和舒张血管功能，能够直接抑制血小板，改善内皮细胞功能，有效预防血栓性疾病。

（2）前列腺素类药物：分为静脉和口服剂，前者如前列腺素 E_1（前列地尔），后者如贝前列素钠及伊洛前列素等，药理作用是扩张血管和抗动脉粥样硬化。

（3）沙格雷酯：5 – 羟色胺（5 – HT）受体选择性拮抗药。通过选择性拮抗 5 – H2 与 H2 受体的结合，抑制血小板凝集及血管收缩，用于改善慢性动脉闭塞症引起的溃疡、疼痛及冷感等缺血症状。

3. 治疗糖尿病性下肢缺血

多学科综合治疗，包括改善循环、控制血糖、抗感染、局部清创换药、营养神经、支持治疗六项措施；控制高危因素；当坏疽的病变已经发生，截肢（截趾）仍然不失为一种好的治疗方法。

（三）手术治疗

手术治疗是一个非常重要的手段，以血运重建为目的，可迅速改善血液供应，较药物治疗有着见效快、疗程短、保肢率高的特点。但也有着不可忽视的手术并发症和远期疗效等问题。

1. 腔内介入治疗

这是目前改善肢体缺血的首选方法。由于糖尿病血管病变多发生在小腿的胫腓动脉，需要介入球囊的直径要小，长度要长。

球囊扩张后是否放置支架的建议：①主—髂动脉病变：当球囊扩张效果不满意时，应植入支架；②股—腘动脉病变：球囊扩张成形术是最常用的腔内治疗方法，支架植入可以作为球囊扩张效果不满意或失败后的补救治疗方法；③腘动脉以下病变：球囊扩张是首选治疗方法，不推荐常规植入支架，支架植入可以作为球囊扩张效果不满意或失败后的补救治疗方法。

2. 血管转流术

对于腔内介入治疗无法进行的患者可以选择血管转流术。

治疗适应证有：①严重间歇性跛行影响患者生活质量，经保守治疗效果不佳；②影像学评估流入道和流出道解剖条件适合手术；③全身情况能够耐受；④小于 50 岁患者的动脉粥样硬化病变的进展性更强，导致疗效不持久，这类患者间歇性跛行的手术治疗效果不明确，手术干预要相当慎重；⑤手术应在有经验的医疗中心进行。

3. 截肢术

当坏死延及足背及踝部，可行小腿截肢术，坏疽发展至踝以上者，可行膝关节截肢术。

4. 植皮术

溃疡面较大时，可在创面干净、血运改善后行创面植皮术。

五、中医药治疗

糖尿病属于中医学"消渴"范畴，而糖尿病性足病则属于"脱疽"范畴。古代医家虽未明确提出"糖尿病血管病变"的病名，但在其病因病机、症状治疗及预后方面均有详细论述。如隋代巢元方《诸病源候论·消渴病诸候》首次认识到消渴可引发本病，曰："以其病变，多发痈疽。以其内热，小便利故也，小便利则津液枯竭，津液竭则经络涩，经络涩则营卫不行，营卫不行则热气留滞，故成痈疽脓。"《圣济总录·消渴门》也指出："消渴者……久不治，则经络壅涩，留于肌肉，变为痈疽。"认为此脱疽是因消渴病久，内热伤津，而致局部脉络不畅，热盛肉腐，伤骨烂筋。

中医中药治疗糖尿病血管病变具有较好的疗效，问题在于目前尚缺乏统一的辨证分型标准，各临床报道之间缺乏可比性及可重复性。中医学认为，本病与"脉积"有着相似的病理基础。辨证分为寒凝阻络、气阴两虚、湿热壅盛三个证型，基本涵盖了糖尿病肢体血管病变不同的临床阶段。

（一）辨证论治

1. 寒凝阻络

临床表现：患肢发凉，麻木，皮色苍白，有间歇性跛行。偶有蚁走感、疼痛。舌淡、苔白，脉细或紧。

治法：温阳通脉。

方药：当归四逆汤合阳和汤加减。

药用生黄芪、桂枝、白芥子、鹿角霜、熟地、鸡血藤、地龙、川芎、赤芍、当归、川牛膝、生甘草、细辛、通草、大枣等。

2. 气阴两虚

临床表现：气短，自汗，神疲，乏力，不耐劳累，肢体发沉，麻木，酸胀，时有疼痛，破溃后创面表浅，苍白，少量渗出，舌淡黯，脉细弱。

治法：益气养阴，活血通脉。

方药：生脉饮加味。

药用党参、麦冬、五味子、生黄芪、苍术、元参、生地、石斛、川牛膝、地龙、木香、葛根、丹参等。

3. 湿热壅盛

临床表现：面红，口渴，患肢肿胀或疼痛，足趾青紫，溃疡面红肿，局部脓性分泌物较多，呈湿性坏疽样改变。舌体胖质红，苔黄，脉细数。

治法：清热解毒，活血通络。

方药：四妙勇安汤加味。

药用金银花、元参、当归、生甘草、防己、苍术、地龙、牛膝、延胡索、川芎、赤芍等。

（二）中药注射液和中成药的应用

目前可供临床应用的中药制剂很多，但多为活血化瘀类药物，应根据病人的不同阶段及相应的辨证，适当选用中药注射液或中成药。常用的静脉输液药物有脉络宁注射液、丹参注射液、红花注射液和川芎嗪注射液等。常用的中成药有活血通脉胶囊、通塞脉片、脉络疏通颗粒等。

中药治疗时间一般较长，通常以1个月为一个疗程，故治疗时应充分考虑患者的依从性。另外，有些中药对胃肠道有刺激作用，长期服用还要考虑到患者的耐受性等。

（三）中医外治

1. 熏洗

（1）无坏疽溃疡者：可用毛冬青、半枝莲、虎杖等，水煎温洗患肢，每日1~2次。

（2）已溃者：可用大黄、黄柏、金银花、明矾、冰片等，水煎温洗患肢，每日1~2次。

（3）干性坏疽：与坏死组织分界不清者可用溃疡油、碘伏等湿敷，使之由干转湿。

（4）湿性坏疽：可选用双黄连溶液、复方黄柏液湿敷。

坏死组织逐渐脱落，肉芽淡红者，可选用生肌膏外敷以祛腐生肌。

2. 中医外科的手术疗法

（1）干性坏疽：注意局部消毒并包扎，保持干燥，使干性坏疽保持稳定；待坏死组织与健康组织分界清楚，近端炎症受控制，局部侧支循环基本建立后，可行坏死组织清除术，清除坏死组织，开放创面，骨断面宜略短于软组织断面。若血运改善良好，也可行坏死组织切除缝合术，可取分界近端切口，行趾切除缝合术或半足切除缝合术。

（2）湿性坏疽：主要见于糖尿病足坏疽，表现为足背、足底、趾跖部红肿高突，按之可有波动感或已有溃破，腐筋外露，渗出物秽浊恶臭，引流不畅。采用祛腐清筋术：切开皮肤、皮下组织，暴露变性坏死肌腱、筋膜。采取"啄食法"清除病灶处肌腱、筋膜及周围已发生坏死的组织；消灭潜行性无效腔，排出深部积脓及臭秽分泌物；用双氧水或0.5%甲硝唑液冲洗创面；创面窦道用二宝丹、三七丹蘸于棉线条拔毒祛腐引流，注意保持引流通畅。

五、预后

糖尿病肢体血管病变是全身动脉硬化在肢体的局部反映，是一种渐进和慢性发展的病变。目前尚无有效控制动脉硬化和终止动脉硬化进程的药物与方法，所以本病不是一种预后良好的疾病。

本病的预后取决于以下三方面：

（1）就诊的时间：本病是慢性发展的病变，早期往往被人们忽视。如果患者出现肢体发凉苍白或发紫，间歇性跛行等就应及时就诊。一旦肢体远端破溃、变黑甚至坏死，再来就诊，通常会失去许多治疗机会，一般预后不良，往往会造成不可避免的截肢。

（2）坚持治疗：既然该病是一个慢性发展性疾病，就应该坚持长期治疗，不能由于疾病暂时缓解而忽视治疗。

（3）应注重外治法的正确应用：掌握糖尿病足创面清创的正确方法和手术时机，是糖尿病溃疡治疗成败的关键；要正确掌握坏疽和创面的处理原则。

第三节　血管炎

血管炎是指以血管壁的炎症和纤维素样坏死为主要病理特征的一种炎性疾病，又称脉管炎。具体表现为血管壁及血管周围有炎细胞浸润，并伴有血管损伤，包括纤维素沉积、胶原纤维变性、内皮细胞及肌细胞坏死。致病因素直接作用于血管壁的为原发性血管炎，在血管炎症基础上产生一定的临床症状和体征者为血管炎疾病；由邻近组织炎症病变波及血管壁致病的为继发性血管炎。

一、病因与发病机制

少数病因较明确，如血清病，药物变态反应及感染。乙型肝炎病毒已证实是多种血管炎的病因；中华巨细胞病毒、单纯疱疹病毒等均能引起血管炎。

血管炎的发病机制可以是多方面的，往往一种病中有多种机制起作用。另外，多数血管炎尤其是原发的，以及很多继发于结缔组织病的血管炎，病因都不清楚。血管炎的发病机制大致可有以下三种：

1. 由病原体直接攻击引起

由某些病原体的感染（细菌、病毒、螺旋体、真菌及立克次体等）或其代谢产物直接或间接损害血管引起，如人免疫缺陷病毒可引起白细胞碎裂性血管炎、嗜酸性粒细胞性血管炎、结节性多动脉炎、肉芽肿性血管炎以及淋巴瘤样肉芽肿病。

2. 直接针对血管成分的免疫反应

基底膜抗体可引起肺、肾的毛细血管炎，但在肺出血—肾炎综合征中，皮疹及其他血管炎表现并不多见。抗内皮细胞抗体可促进白细胞对内皮细胞的细胞毒作用，以及抗体依赖性细胞毒作用。内皮细胞接触白细胞介素 – 2、肿瘤坏死因子、干扰素 γ 后，增强了表面抗原的表达，与抗体发生作用。如川崎病儿童的抗内皮细胞抗体可使刺激后的内皮细胞溶解。抗内皮细胞抗体可见于类风湿关节炎、系统性红斑狼疮及硬皮病。

3. 其他免疫反应间接损伤血管组织

血清病中，异蛋白质进入人体后，半衰期长，消除慢，诱发抗体产生血管炎。初期抗原过剩形成小免疫复合物，抗原—抗体比例合适时，中等大小免疫复合物可引起血清病血管炎。后期抗体产生量多，形成大免疫复合物，抗原被迅速清除，病变愈合。免疫复合物与红细胞上的补体受体结合，转运至单核细胞，吞噬系统被吞噬破坏，另外可与固定或循环的吞噬细胞的 Fc 及 C3 受体相互作用后被清除。一些因素可削弱免疫复合物的清除，导致慢性血清病，甚至可致重要器官损伤而导致死亡。

二、分类及病变特点

2012 年 CHCC（Chapel Hill Consensus Conference）将血管炎分类如下：

1. 大血管性血管炎

其包括巨细胞动脉炎（GCA），大动脉炎（TA）。二者均好发于女性，临床表现及组织病理学表现有很多相似性，往往难以区分，最大的区别在于年龄，TA 好发于年轻患者，GCA 好发于年龄大于 50 岁的中老年患者。

2. 中等血管性血管炎

其起病急，病情重，包括结节性多动脉炎（PAN）、川崎病。PAN 主要为坏死性血管炎，以中型动脉为主的肾、皮肤、肌肉、神经和胃血管系统最常累及。PAN 与小血管炎最重要的区别是是否存在抗中性粒细胞胞浆抗体（antineutrophil cytoplasmic antibodies，ANCA），该抗体是小血管炎的一个可靠的标志物。

3. 小血管炎

（1）ANCA 相关性血管炎：显微镜下多血管炎，韦格纳肉芽肿，变应性肉芽肿性血管炎（CSS）。

（2）免疫复合物血管炎：抗肾小球基底膜病，IgA 血管炎（过敏性紫癜），冷球蛋白症血管炎，低补体血症性荨麻疹性血管炎（抗 C1q 性血管炎，HUV）。

4. 多血管炎

其包括 Cogan 综合征、白塞病。以全层血管炎为主要特征，任何大小及任何种类的血管均可累及。白塞病的本质已公认为血管炎，临床及组织病理学、病理生理学特点与大、中、小血管炎均不相同。Cogan 综合征以间质性角膜炎症、前庭功能性障碍和神经性听力丧失为主要表现，临床表现为眼睛发炎、突发性听力丧失合并眩晕和共济失调，多见于青壮年。

5. 单一脏器血管炎

其指局限在某一系统或血管的血管炎，包括皮肤血管炎、原发性中枢神经血管炎。

6. 系统性疾病相关性血管炎

多为继发性血管炎，如类风湿性关节炎、系统性红斑狼疮等。

7. 可能病因相关性血管炎

乙肝病毒、丙肝病毒、药物、肿瘤等引起的血管炎。血管炎发病依次以巨细胞动脉炎、结节性动脉炎、过敏性紫癜、韦格纳肉芽肿、白细胞碎裂性血管炎、多发性大动脉炎、川崎病、变应性肉芽肿性血管炎多见。

三、临床表现

（一）主要表现

主要表现有：多系统损害；活动性肾小球肾炎；缺血性或瘀血性症状

和体征，特别见于年轻人；隆起性紫癜及其他结节性坏死性皮疹；多发性单神经炎及不明原因的发热。

（二）皮肤型变应性血管炎

一般有乏力、关节肌肉疼痛等症状，少数病例可有不规则的发热。皮肤损害可为多形性，有红斑、结节、紫癜、风团、血疱、丘疹、坏死及溃疡等。以膝下为最常见，两小腿下部及足背部皮肤损害最多。较多的皮肤损害开始为紫癜样斑丘疹，压之不褪色，瘀斑高出皮肤可以触及，是本病的特征表现。水肿以踝部及足背为重，午后较明显，并伴有两下肢酸胀无力。

（三）系统型变应性血管炎

多为急性发病，常有头痛、不规则发热、不适、乏力、关节及肌肉疼痛等症状。病程不一，轻重不同，若是一次接触抗原，3～4周愈合，若反复多次接触抗原，病情反复发作，病程持续数月或数年。累及呼吸系统可出现鼻窦炎、咯血、哮喘、肺内结节、肺浸润性病变；累及肾脏可出现肾性高血压、蛋白尿、坏死性肾小球肾炎；累及消化系统可出现腹泻、消化道出血、肝功能损害等；累及神经系统可伴有头痛、脑卒中、神经炎、视力减退、听力下降等。

（四）实验室检查

（1）血液学检查：可出现贫血、血小板减少、血沉加快、C反应蛋白水平升高等。

（2）免疫功能检查：可见补体水平降低以及高免疫球蛋白血症；ANCA、抗肾小球抗体和抗内皮细胞抗体可呈阳性；相关病毒如乙型肝炎病毒、丙型肝炎病毒在一些疾病可呈阳性。

（3）病理学检查：组织病理学检查是确诊多种血管炎的重要指标。

（五）影像学检查

多普勒超声、数字减影血管造影、磁共振血管成像、CT血管成像、正电子发射体层摄影（PET）等对血管炎尤其是大血管炎的诊断有帮助，有助于血管炎的早期诊断，可评估病变范围、程度，甚至疾病活动性。

四、诊断

血管炎无特异性，当出现临床症状，尤其是多个系统受累，而且血沉、C反应蛋白升高，常见的疾病无法解释时，应高度怀疑血管炎。

血管炎的诊断应根据临床表现、实验室检查、病理活检、影像学资料进行综合分析，明确病变的类型和范围。

疾病的活动性可采用 Birminghan vasculitis ativity score 评分系统进行评估。

五、西医治疗

（1）糖皮质激素：泼尼松、甲基泼尼松龙等。

（2）免疫抑制剂：环磷酰胺、硫唑嘌呤、甲氨蝶呤、霉酚酸酯、来氟米特、环孢素A、他克莫司等。

（3）生物制剂：肿瘤坏死因子抑制剂英夫利昔单抗（infliximab）、阿达木单抗（adalimumab）、依那西普（etanercept）、B细胞拮抗剂如利妥昔单抗（rituximab）等。

注意事项：糖皮质激素是治疗血管炎的一线药物，联合应用免疫抑制剂有助于诱导疾病缓解，减少激素的用量和疗程，减少其毒副作用。诱导缓解治疗主要采用糖皮质激素联合传统免疫抑制剂。维持缓解治疗主要采用免疫抑制剂。生物制剂在一些临床研究中对一些难治性血管炎有较好的效果，但其疗效和安全性还有待进一步评价。

六、中医药治疗

（一）辨证治疗

1. 热毒证

临床表现：身热烦躁、便秘尿赤，沿肢体脉络走向出现红色结节，灼热疼痛，质硬触痛明显，舌质红绛，苔黄燥，脉沉数。

治法：清热解毒，活血化瘀。

方药：四妙活血汤加味。

药用金银花、蒲公英、地丁、元参、当归、黄芪、生地黄、丹参、牛膝、连翘、漏芦、防己、黄芩、黄柏、贯众、乳香、没药、红花等。发热重者加石膏、知母；灼热疼痛者加赤芍；血瘀色紫者加桃仁、水蛭；大便干者加大黄、瓜蒌仁；口干口渴者加天花粉、麦冬。

2. 湿热证

临床表现：肢体肿胀，腹胀时泻，大便不爽，四肢沉重，沿脉络走向出现水泡样红色结节，触痛，舌质胖，苔黄腻，脉滑数。

治法：清热利湿，活血化瘀。

方药：四妙丸加味。

药用苍术、牛膝、黄柏、薏苡仁、金银花、元参、当归、赤芍、黄芩、栀子、连翘、防己、紫草、生甘草、红花等。结节红肿者加赤小豆、茵陈；结节发紫者加丹参、鸡血藤、牡丹皮；食欲不振者加厚朴、砂仁；气虚者加黄芪、党参、山药、黄精；疼痛者加乳香、没药、赤芍。

3. 血瘀湿阻证

临床表现：皮损表现为紫癜，上有粟粒样疹或血疱，溃烂坏死，下肢肿胀，伴患肢刺痛，舌黯苔腻，或有瘀斑，脉涩滞。

治法：化瘀利湿，解毒散结。

方药：活血通脉饮加味。

药用丹参、泽兰、川牛膝、丹皮、赤芍、王不留行、鸡血藤、当归尾、黄柏、冬瓜皮、路路通等。

（二）中医外治

（1）皮肤发生红斑、结节，局部红肿疼痛者，可用黄马酊、丹参酊涂擦患处，以清热解毒、消肿镇痛。

（2）皮肤硬结疼痛者，应用活血止痛散煎汤，熏洗患处。

（3）瘀血肿胀者，应用活血消肿洗药熏洗。

（4）皮肤溃疡感染，红肿脓多者，应用解毒药煎汤渍洗后，创面清洁换药，或用大黄油纱布、抗生素湿敷换药。

第四节　血栓闭塞性脉管炎

血栓闭塞性脉管炎简称脉管炎，属中医"脱疽"范畴，是一种主要由阳气本虚、外受寒湿，致使经脉收引，气血凝滞所引起的慢性疾病。该疾病初起患趾（指）苍白、怕冷、发凉、麻木、步履不便；继则疼痛剧烈，夜间尤甚；日久趾（指）色如煮熟红枣，渐色黑腐烂，溃烂蔓延，五趾（指）相传，最终导致肢端脱落，亦是中医外科险恶疾病之一。

西医学认为本病主要累及四肢远端的中小动脉，亦常累及伴行静脉和浅表静脉。其病变表现为血管壁的节段性非化脓性炎症，以及在血管腔内有血栓形成，血管腔被血栓阻塞，引起肢体缺血而产生疼痛，若得不到及时有效的治疗，最终将由于肢端组织缺血缺氧而溃烂坏死脱落。患者多为青壮年，绝大多数为男性，全国各地均有发病，北方较南方多见。本病是难治性疾病，国外截肢率为20%左右。我国采取中西医结合的治疗手段，截肢率降至2%~7%。

一、病因与发病机制

（一）病因

血栓闭塞性脉管炎的病因至今尚未完全了解，一般认为是由综合因素所致。

1. 主动及被动吸烟

据统计，患者中有吸烟史者占80%～95%。戒烟可使病情好转，再吸烟后则会复发。吸烟虽与本病关系密切，但并非唯一的致病因素，因为妇女吸烟者，发病率并不高，还有少量患者从不吸烟。

2. 寒冷

寒冷损害可使血管收缩，因此北方的发病率明显高于南方。由于很多病人都有皮肤真菌感染，所以有些学者认为，它影响人的免疫反应，可使血液中的纤维蛋白原含量增多，易发生血栓形成。但某些易感人群因工作关系，经常暴露于寒冷环境中，或虽有真菌感染，但发病率却不高。因此尚不能确认寒冷和感染为本病的主要病因，可能只是一种诱因，因为寒冷加重了血管痉挛。

3. 性别

绝大多数患者为男性，又都在青壮年发病，很可能与前列腺功能紊乱引起血管舒缩失常有关。

4. 自主神经系统调节功能

自主神经系统对内源性或外源性刺激的调节功能失常，可使血管处于痉挛状态，从而导致管壁增厚和血栓形成。

5. 外伤

少数病人有肢体损伤史，如压伤、剧烈运动、长途行走等，发病可能与血管损伤有关。但有的轻微外伤不足以引起肢体血管损伤，也有因一侧肢端轻度外伤而在其他肢体发生脉管炎的病变，这些情况难以直接用外伤解释。有人认为外伤刺激神经感受器，进而引起中枢神经系统功能失调，使其逐渐丧失对周围血管的调节作用，引起血管痉挛，因长期痉挛而导致血管阻塞。

6. 自身免疫

临床研究表明脉管炎患者有特殊的抗人体动脉抗原的细胞和体液免疫

性，血清中有抗动脉抗体存在。患者血管中发现各种免疫球蛋白（IgM、IgG、IgA）和C3复合物，血清中发现抗核抗体存在，提示本病可能是自身免疫性疾病。近来文献报道，取患者动脉抗原作补体结合试验，呈阳性者占44.3%，急性活动期，其阳性率更高。

总之，从临床的角度看，凡是能使周围血管持久处于痉挛状态者，都很可能是致病因素。血管持久痉挛，影响管壁滋养血管的血供，可使管壁发生缺血性损害，导致炎症反应和血栓形成，构成本病发生和发展的基础。

（二）发病机制

脉管炎是一种周围血管病变，血管全层呈炎性反应，有腔内血栓形成和管腔阻塞。其特点：

（1）病变主要侵犯下肢血管，病情进展可侵犯上肢。心、脑、肠、肾等内脏血管虽可累及，但极罕见。

（2）病变主要累及中小型动脉，如胫前、胫后、足背、跖、桡、尺和手掌等动脉；其他较大的动脉，如股和腘动脉发生病变较少见。

（3）病变的血管壁全层呈非化脓性血管炎改变，在全层血管壁中有广泛的淋巴细胞浸润及内皮细胞和成纤维细胞增生。中性粒细胞浸润较少，偶见巨细胞。早期即有管腔内血栓形成，血栓初期为红色或棕色，后变为淡黄色，含有很多内皮细胞及成纤维细胞。后期血栓机化，伴有血管腔内细小再管化，血管壁的交感神经可发生神经周围炎、神经退行性变和纤维化。静脉受累的病理变化与动脉大体相同。

（4）病变为节段性，并常呈节段性分布，节段之间有内膜正常的管壁、病变和正常部分的界线分明。

（5）少数病人在病变后期，血管壁和血管周围组织呈广泛纤维化，动脉、静脉和神经可被纤维组织包围，形成一硬索条，周围可以见到侧支循环形成。

（6）血管闭塞的同时，虽可逐渐建立侧支循环，但常不足以代偿。因此受累肢体供血不足，发生疼痛、功能障碍以及骨骼和软组织营养障碍。

肌肉和皮肤萎缩，骨质疏松或发生坏死性骨髓炎。足和趾部脂肪吸收和纤维化。趾甲增厚，生长缓慢。毛发脱落，趾部毛细血管增多，扩张而无张力。后期可发生足部坏疽和溃疡，继发感染，弥漫性蜂窝织炎、腱鞘脓肿或上行性淋巴管炎。严重患者可发生神经纤维化，甚至发生神经纤维与其细胞体分离变性。

血栓闭塞性脉管炎的病理过程可分为急性期、进展期和终末期。

（1）急性期：急性期的病理变化是最有特点和诊断价值的，主要表现为血管壁全层的炎症反应，并伴有血栓形成、管腔闭塞，血栓周围有多形核白细胞浸润，有微脓肿形成。

（2）进展期：在进展期主要为闭塞性血栓的机化，并有大量炎症细胞向血栓内浸润，而同时血管壁的炎性反应则要轻得多。

（3）终末期：终末期主要的病理变化是血栓机化后的再通，血管壁中、外膜层的再管化，以及血管周围的纤维化。同时血管壁的交感神经也可发生神经周围炎、神经退行性变和纤维化。此期的病理改变往往缺乏特征性，易与动脉硬化引起血管闭塞的晚期改变相混淆。

总之，血栓形成，大量炎症细胞浸润和增生是血栓闭塞性脉管炎的特征性病理改变。

二、临床表现

本病的临床表现主要取决于患肢缺血的程度和患病的时间。一般情况下，病情越久症状越重，血管闭塞的时间越长，临床表现也越明显。

（一）症状

1. 疼痛

疼痛是本病最显著的症状。病之初期，疼痛遇寒加重，得热则轻。病之中、后期，其疼痛则是遇热痛甚，得冷痛缓。疼痛的发作情况主要有两种：

（1）间歇性跛行：其特点是患者在步行一定距离后发生小腿或足部疼痛，迫使患者止步，休息片刻后疼痛很快缓解，可继续行走，如此反复发生，称之为间歇性跛行。此为本病早期最典型的症状。

（2）静息痛：其特点是患肢在休息状态时疼痛明显，尤其是在夜深人静的时候疼痛更甚，且在患肢抬高时加重，下垂时减轻，故患者常日夜抱足而坐或将患肢悬于床边以减轻疼痛。此为重度缺血的典型表现。

2. 发凉

患肢发凉、怕冷，患部皮肤温度常明显低于健侧对应部皮肤温度。此为本病早期常见的症状。当感到皮肤温度由冰凉转为灼热，不耐温暖、喜凉、恶热，此属瘀久化热，为病情发展之征象。

3. 感觉异常

患肢在运动后或在夜间，趾、指或足部常有发痒、针刺、烧灼、酸胀、麻木等感觉，甚或在足部和小腿可有大小不等的感觉完全丧失区。

（二）体征

1. 皮肤颜色变化

初起时，患肢远端皮肤多为苍白，抬高患肢时更为明显；随着病情发展，缺血进一步加重，皮肤颜色可出现黯红、发绀；接近坏疽时呈紫黯色；坏疽时则呈黑色。

2. 营养障碍

患肢皮肤出现干燥、脱屑、皲裂，出汗减少或停止，趾背、足背及小腿汗毛脱落、稀疏或完全停止生长。趾（指）皱缩、变细，小腿肌肉松弛、萎缩；趾（指）甲增厚或薄脆变形，生长缓慢或停止等。

3. 游走性血栓性浅静脉炎

约半数患者在病变早期或全病程中，可在足部和小腿出现反复发作的游走性浅静脉炎。偶可延及大腿。患在上肢者，则很少能够看到表现为皮肤发红的硬结及条索状物，以及灼热、压痛等。当血栓性浅静脉炎消退后，皮肤可暂时遗留色素沉着。

4. 动脉搏动减弱或消失

患在下肢者，趺阳脉（足背动脉）或太溪脉（胫后动脉）搏动减弱甚至消失。患在上肢者，寸脉（桡动脉）或尺动脉搏动减弱甚至消失。

5. 坏疽和溃疡

病变严重时可影响皮肤血液循环，以致组织缺氧而形成溃疡和坏疽。组织坏死常首先在肢体的最远端出现，也可因加温、药物损伤等诱发。溃疡常见于后期病人，常在一个或数个趾（指）端或趾（指）甲旁首先出现，然后波及整个足趾（手指），甚至整个足部（手部），大多是干性坏疽，待部分组织坏死脱落即形成溃疡，继发感染后成湿性坏疽。

6. 舌、脉象

舌质多为淡紫色，瘀重者舌紫黯，可见瘀斑，脉则以沉、紧、弦、涩多见。但根据病程先是寒凝，再为瘀热，继而热毒，最后气血大伤，所以临床上可见到舌质淡、红、绛，苔白润、黄，脉弦紧、弦数、细弱等变化。

（三）辅助检查

1. 皮肤温度测定

两侧肢体对称部位的皮肤温度相差2℃以上，患部皮肤温度降低2℃以上即表示动脉供血障碍，若患肢动脉搏动消失而皮肤温度较健侧无明显降低，则表示侧支循环形成良好。

2. 指压试验

正常人趾（指）端饱满，皮肤呈粉红色。当趾（指）端受到压迫时，局部呈苍白色，松压后，被压处迅速恢复原粉红色；若恢复缓慢，或皮色呈苍白或青紫，则表示肢端动脉血液供应不足。

3. 肢体位置试验

本试验适用于动脉狭窄程度较轻，或侧支循环已经形成，而卧位肢体皮肤颜色近似正常，且动脉搏动又无明显减弱或消失，诊断本病较为困难时。若肢体皮肤颜色已有明显苍白、发绀或动脉搏动已明显减弱或消失时，本试验则无必要进行。

（1）具体检查方法：①肢体抬高：检查下肢时，患者仰卧位，髋关节屈曲70°~80°，检查者托住患者足跟部或用一把椅子倒置在检查床上，将患者两下肢搁在椅背上60分钟后进行观察。检查上肢时患者取坐位或站立位，双手伸直高举过头。正常人的肢端呈淡红色或稍发白，缺血的患者则可出现苍白色。②若肢体抬高后皮色改变不明显，可再嘱患者在肢体抬高状态下，将两足反复屈伸30秒钟或两手快速握拳及放松5~6次后再观察皮色变化，观察时要进行两侧对比，若见皮色苍白，则其苍白程度与血循环受阻程度成正比，苍白的范围随动脉受阻的部位而异。③肢体下垂位：观察肢体抬高后，嘱患者坐起，两腿下垂于床沿或两上肢下垂于身旁，继续观察皮色变化。

（2）临床意义：①正常人抬高肢体后出现的皮色改变在10秒内可恢复正常。②缺血患者恢复时间可迟至45~60秒或更长，而颜色不均匀，呈斑块状，延迟的时间与血液循环受阻的程度成正比。③当肢体持续处于下垂位时，正常人的皮色无特殊改变或仅出现轻度潮红。④如果局部出现血液循环障碍可出现重度潮红或发绀，但肢体有静脉曲张时则下垂试验无意义，因其可掩盖动脉血循环障碍所引起皮色恢复延迟的现象。⑤当肢体下垂后，正常人的足部表浅静脉在15秒内即可充盈，如充盈时间延长，也提示动脉血液灌流不足。

4. 动脉搏动检查

检查动脉搏动最常用最主要的部位是足背、胫后和桡、尺动脉。应注意有8%~10%正常人的足背动脉先天缺如，且多为双侧性。有5%正常人的胫后动脉缺如，亦常为双侧性。在扪触上述各动脉搏动时均要注意，即使病变在一侧也应双侧同时检查对比。对于同一动脉应施以轻、中、重不同的触扪，仔细体会。搏动减弱或消失是近端动脉狭窄或闭塞的主要体征。

5. 坏疽、溃疡检查

检查的主要目的是分清坏疽的性质（干性、湿性），区别坏疽、溃疡的分级，辨析创面和脓液。

（1）干性坏疽：坏死组织皱缩、发黑、干硬，与健康组织分界明显，分界处有炎性分泌物，健康组织可见渐生新鲜肉芽；局部无红肿，多无全身症状。

（2）湿性坏疽：局部组织腐烂发黑，有大量脓液，恶臭。创周黯红、灼热，与健康组织无明显分界线，全身可伴高热神昏等症。

（3）分级：

Ⅰ级：坏疽溃疡仅局限于趾（指）部。

Ⅱ级：坏疽、溃疡延及跖趾（掌指）关节或跖（掌）部。

Ⅲ级：坏疽、溃疡延及全足背（掌背），或侵及跟踝（腕关节）、小腿部。

（4）创面辨证：

阳证：腐肉易脱，肉芽较鲜，脓液质较稠、色较明净、不臭，多为气血尚充。

虚证：创面肉芽灰白色如镜面，脓液少而清稀。

湿热证：创面溃破腐烂，肉色不鲜。脓水恶臭，灼痛剧烈，夜间尤甚，多属热毒伤阴。

6. 无创血管检查

无创血管检查是筛查和诊断本病的重要手段，它可以初步判断血管闭塞的部位、程度和血管的功能。

（1）彩色超声：有经验的操作者应用彩超可以较好地反映出动脉血管的形态变化，主要有管腔的内径狭窄后血流通过的情况等指标。动脉硬化的彩超特点为：动脉壁不光滑，可见大小不等的强回声光斑，管壁增厚、管腔狭窄或闭塞等。

（2）多普勒血管超声：多普勒超声可通过血流波形的分析和节段血压的测量，评价血管的闭塞程度和血管的功能状态。可通过相邻两个阶段血压评判血管主要的狭窄或闭塞程度。ABI（踝肱指数）的测量可以为治疗和评价患肢的预后提供依据。

（3）空气体积描记仪／光电体积描记仪：可做足背部和足趾的波形描记及测量趾动脉的收缩压，如波形异常，动脉压力减低，则说明足部动脉弓或此动脉有狭窄或闭塞性病变。

（4）微循环检查：本病微循环改变比较明显，尤以患者足趾（手指）甲皱微循环障碍最为突出，在发病不同阶段微循环障碍程度也不相同。

Ⅰ期患者微循环改变比较轻，以管襻轮廓不清或模糊最多见，其次为管襻排列紊乱，管襻数减少，管襻变细，畸形管襻数增多等形态异常最多见。

Ⅱ期患者除上述形态改变外，出现血流速度缓慢、血细胞聚集、血色黯红等流态改变。

Ⅲ期患者流态改变更为显著，可见血细胞聚集成团块状，血浆和血细胞分离及白色微小血栓等严重的流态异常。部分患者可见管襻周围渗出和出血。

Ⅱ、Ⅲ期患者急性活动期管襻周围渗出、出血更为多见。随着病情的发展，微循环障碍日趋加重。对本病患者同时进行手指、足趾微循环检查发现，足趾微循环障碍的绝大多数指标高于手指，但经统计学处理，各项指标均无显著性差异。

7. 血液检查

根据现代研究，本病属于血管炎性改变，可能与自身免疫功能紊乱有关，尤其是伴有游走性浅静脉炎时，更应引起重视。实验室检查除了常规的血液生化检查以外，还应检查相应的免疫功能。

8. 血管造影检查

血管造影检查包括 DSA、CTA 和常规动脉造影：

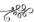

（1）必要时可做动脉造影以明确病损范围和部位，更可与动脉粥样硬化性疾病相鉴别。后者以大中动脉为主，病损范围广泛。

（2）了解阻塞段动脉远端有无良好的动脉流出道以及足底动脉弓是否存在，对于选择手术治疗的方法及估计预后可提供参考依据。

（3）血管造影特点：下肢动脉造影显示中小动脉存在狭窄或闭塞性病征，常呈节段性；有突然中断的血流，其近端可见大量的侧支血管显影；狭窄近端动脉通畅，形态正常，而腹主动脉、髂动脉和股动脉近端显影正常。

三、诊断与鉴别诊断

（一）诊断

（1）本病主要发生于 20～40 岁男性青壮年，患者有长期的吸烟嗜好，常有受寒、受冻病史，寒冷季节高发，近年随着我国生活水平的不断提高，本病的发病率呈下降趋势。因此，在本病的诊断中更应引起我们的重视。

（2）注意鉴别缺血性的间歇性跛行和神经性间歇性跛行。血栓闭塞性脉管炎病人常有典型的静息痛表现。

（3）部分患者小腿或足部可出现游走性浅静脉炎，此症状为特征性表现，其他缺血性疾病没有这种现象。

（4）本病后期常常合并上肢血管病变，要注意对患者的桡、尺动脉及手指动脉进行检查。

（5）辅助检查以无创血管检查为主，诊断不清时才选用血管造影检查。

（二）临床分型

下肢动脉闭塞性疾病的临床分型有许多种，而血栓闭塞性脉管炎的临床分型主要还是沿用我国制定的三期三级分类法进行。

（1）一期（局部缺血期）：①患肢麻木、沉重、怕冷、步履不便。②间歇性跛行。③患肢可出视肤色苍白或变灰，皮温降低，皮肤干燥，趾甲生长缓慢。④患肢足背动脉（趺阳脉）或胫后动脉（太溪脉）搏动消失。⑤部分患者有小腿浅静脉红色条索、硬化、疼痛（游走性浅静脉炎）。

（2）二期（营养障碍期）：①静息痛。②患足肤色黯红，下垂位明显，抬高立即变苍白，严重时可见瘀点及紫斑。③患肢足背动脉（趺阳脉）或胫后动脉（太溪脉）搏动消失。④皮肤干燥无汗，毫毛脱落，趾甲增厚变形。

（3）三期（坏疽期）：①涵盖一期或二期临床表现。②皮色由黯红变为青紫，肉枯筋萎。③溃疡或坏疽。

根据肢体坏疽的范围，临床将坏疽分为3级：一级坏疽仅局限于足趾（手指）部位；二级坏疽病变发于趾跖（指掌）关节或跖（掌）部；三级坏疽病变发展到踝关节及其以上部位。

（三）鉴别诊断

1. 动脉硬化性闭塞症

（1）该病与血栓闭塞性脉管炎均属慢性闭塞性动脉病，但其患者年龄多在40岁以上，男女均可发病；

（2）两下肢常同时发病，上肢也可有发凉、麻木、疼痛感；

（3）所形成的坏疽范围大，发展快，可波及全足、小腿或整个大腿；

（4）疼痛可较血栓闭塞性脉管炎轻，酸、胀、麻、木则更为明显；

（5）常伴有高血压、冠心病、糖尿病以及脑血栓；

（6）实验室检查血胆固醇、甘油三酯增高；

（7）心电图可显示冠状动脉缺血，X线检查显示动脉有钙化点。

2. 雷诺病

（1）雷诺病是一种末梢血管舒缩功能紊乱性疾病；

（2）大多患者为青年女性，手比足部症状明显，常对称性发病；

（3）颜色改变表现为手指（足趾）遇冷后苍白—发绀—潮红—正常；

（4）患肢动脉搏动正常；

（5）仅极少数病例可在后期发生指（趾）端局限性表浅小溃疡或

坏疽。

3. 糖尿病性坏疽

（1）糖尿病是一种机体糖代谢障碍性疾病，具备糖尿病的临床表现；

（2）实验室检查血糖增高，尿糖阳性；

（3）其并发下肢坏疽时，坏疽发展迅速，可蔓延至足部和小腿，多呈湿性坏疽。

4. 结节性动脉周围炎

（1）该病主要侵犯中、小动脉，肢体可出现类似血栓闭塞性脉管炎的缺血症状；

（2）皮肤发生紫斑坏死，但其病变广泛，常累及肾、心、肝、胃肠等动脉；

（3）出现皮下结节，沿表浅动脉排列；

（4）实验室检查，血清丙种球蛋白增高；

（5）难于鉴别时可做活组织检查以明确诊断。

5. 红斑性肢痛症

（1）该病主要是足部或手部发作性血管扩张而表现皮肤发红，肿胀疼痛、灼热；

（2）受热或行动或患肢下垂位可使症状加重，遇冷或抬高患肢可使症状减轻；

（3）动脉搏动不受影响或增强，也无肢体缺血现象。

四、西医治疗

（一）药物治疗

（1）血管扩张药：①妥拉唑啉：25～50mg，口服，每日 3 次。②654－2：10～20mg，口服，每日 3 次。③己酮可可碱：250mg，口服，每日 3 次。④罂粟碱：30～60mg，口服或皮下注射，每日 3 次，因有成瘾性，不宜长期应用。⑤前列腺素 E_1（PGE_1）：具有扩张血管、抗血小板聚集作用，静脉给药方法是 $100 \sim 200 \mu g PGE_1$ 加至生理盐水 500ml，缓慢静滴。

（2）抗生素：一般不使用抗生素，在肢体坏疽继发感染及施行手术时，可根据创口脓液细菌培养和药敏试验结果，选用有效抗生素。

（3）激素：一般情况下不宜使用激素。对严重坏疽感染型患者，出现发热、毒血症状，或病情处于急性发展阶段，在使用抗生素的同时，可酌情短期使用激素。

（4）支持疗法：对严重肢体坏疽继发感染的患者，不能正常进食者，应给予支持疗法，注意纠正水与电解质的平衡紊乱，严重贫血者应给予输血。

（5）抗血小板聚集治疗：常用药物如低分子右旋糖酐、阿司匹林、潘生丁等。

（6）降纤治疗：东菱克栓酶等药物可以降低血液黏度及血管阻力，改善微循环。

（7）股动脉注射：可直接增加血液内的药物浓度，更好发挥药物作用，常用药物如川芎嗪、前列腺素 E_1，654 – 2、尿激酶、普鲁卡因等。

（8）高压氧疗法：高压氧能提高氧分压，增加血氧张力，从而改善组织缺氧，对本病的治疗有辅助作用。

（二）手术治疗

1. 清创术

脉管炎后期，溃疡和坏疽的处理非常关键，清创应注意以下方面：

（1）正确掌握清创时机。对脉管炎的患者不要急于清创，应在循环初步得到改善的基础上进行，否则容易出现清创后坏疽发展的情况。

（2）干性坏疽可用酒精涂搽暴露，等待血液循环改善，分界清楚，以"鲸吞法"治疗。

（3）湿性坏疽或痂下积脓者应充分引流并用"蚕食法"，分次清除坏死组织。

（4）清创术后疮口用药要慎重，切勿用腐蚀性、刺激性药品以防创面扩大，换药时应细致耐心，动作轻柔，防止患肢的疼痛加重。

（5）清除坏死组织后，不要缝合伤口。缝合往往因反应性水肿引起局部血运障碍而形成坏死。应保持伤口开放，引流充分。

2. 动脉血栓内膜剥除术及动脉旁路移植术

该方法用于动脉主干较局限的血管闭塞，同时具有远端流出道（胫前动脉、胫后动脉或腓动脉至少有一支通畅）者。

3. 静脉动脉化及大网膜皮下移植术

该方法用于广泛性动脉闭塞的患者，近年来已经较少应用。

4. 腰交感神经节切除术

腰交感神经节切除术（手术切除或药物切除）能降低患肢血管张力，扩张血管，缓解动脉痉挛，促进侧支循环。近年已被经股动脉射频消融所替代。射频消融可以更精确地对支配血管的神经进行处理，其并发症少，疗效可靠。

5. 腔内血管介入治疗

近年来腔内血管的治疗应用比较广泛，但对于血栓闭塞性脉管炎来说要慎重选择。因为血栓闭塞性脉管炎属于炎性疾病范畴，不必要的干预措施往往起不到应有的效果，甚至加重病情的发展。一般认为，急性发作期不宜行腔内血管介入治疗，稳定期可根据患者病情酌情使用介入技术。

6. 截趾（指）术

该方法用于足趾或手指已坏死，坏死组织界限清楚，无感染或感染已被控制者。

7. 截肢术

该方法适用于足部坏疽并发感染，扩展到足跟或踝关节以上，伴高热、剧痛，经治疗难以控制者。

8. 植皮术

点状或邮票状植皮术适用于创面过大，难以自行愈合，但经治疗后血循环改善，感染已被控制，肉芽新鲜者。

五、中医药治疗

"脱疽"最早见于《灵枢·痈疽》篇，曰："发于足指，名脱疽，其状赤黑，死不治；不赤黑，不死。不衰，急斩之，不则死矣。"指出了本病后期的典型症状、预后特点及手术治疗原则。汉代华佗的《神医秘传》载："此症发生于手指或足趾之端，先痒而后痛，甲现黑色，久则溃败，节节脱落，宜用生甘草研成细末，麻油调敷，……内服药用金银花三两、玄参三两、当归二两、甘草一两，水煎服。"不但指出了脱疽症状的演变特点，且首先提出了其内外药物治法。明代陈实功《外科正宗·脱疽论》载："夫脱疽者，外腐而内坏也。此因平昔厚味膏粱熏蒸脏腑，丹石补药消烁肾水，房劳过度，气竭精伤，……凡患此者，多生于手足，故手足乃五脏枝干。疮之初生，形如粟米，头便一点黄泡，其皮犹如煮熟红枣，黑气侵漫，相传五指，传遍上至脚面，其疼如汤泼火燃，其形则骨枯筋练，其秽异香难解。"书中对血栓闭塞性脉管炎的发病原因、病理机制、临床症状、治疗措施以及预后等均有详细记载。清代王洪绪《外科全生集》称为脱骨疽，并提出温药治之，说："凡手足之无名指，患色白而痛甚者，脱骨疽也。……大人以阳和汤，小孩以小金丹。"清代《马培之外科医案》所说的"又感恶寒涉水，气血冰凝，积久寒化为热。始则足趾木冷，继则红紫之色，足跗肿热，足趾仍冷，皮肉筋骨俱死，节缝渐久裂开，污水渗流，筋断肉离而脱。……有落数趾而败者，有落至踝骨不败者，视其禀赋之强弱，要皆积热所致，以养阴清火为主"，与本病的病因病机、症状演变、坏疽期的治法相当类似。

可见，中医古代文献对脱疽的论述，为本病的辨证论治提供了丰富的经验。

（一）辨证论治

1. 脉络寒凝

临床表现：患肢发凉、麻木、酸胀或疼痛，间歇性跛行，患肢局部皮肤温度下降，皮肤颜色苍白或苍黄，中、小动脉搏动减弱或消失，舌质淡紫，舌苔白润，脉弦紧。

治法：温经散寒，活血通络。

方药：当归四逆汤合补阳还五汤加减。

药用当归、红花、桂枝、赤芍、生黄芪、地龙、细辛、木通、桃仁等。病在上肢者，加姜黄以活血通络，引药归经；寒重者加制附子温阳散寒；夹湿者加苍术、茯苓化湿渗湿；气虚倦怠乏力者，加大生黄芪剂量以益气行血；痛甚者加延胡索活血止痛。

2. 脉络血瘀

临床表现：患肢发凉、麻木、酸胀加重，持续性疼痛，夜间加重，间歇性跛行严重，皮肤可呈紫红色或见紫褐斑，趾（指）甲增厚、变形、生长缓慢，汗毛稀少，或肌肉萎缩。中、小动脉搏动减弱或消失，苔白润，脉沉紧或沉涩。

治法：行气活血，化瘀止痛。

方药：血府逐瘀汤加减。

药用桃仁、红花、当归、生地黄、川芎、赤芍、牛膝、丹参、甘草等。痛甚者加延胡索、制乳香、制没药活血止痛；气虚倦怠乏力者，加大生黄芪剂量以益气行血。

3. 脉络瘀热

临床表现：患肢酸胀、麻木、灼热，疼痛，遇热痛甚，遇冷痛缓，夜间痛剧，皮肤发绀、干燥、脱屑、光薄或皲裂，趾（指）甲增厚、变形、生长缓慢，汗毛稀少或脱落，肌肉萎缩，中、小动脉搏动消失，舌质红或绛，苔黄，脉沉涩或细涩。

治法：清热养阴，活血散瘀。

方药：顾步汤加减。

药用黄芪、石斛、当归、牛膝、紫花地丁、党参、甘草、银花藤、蒲公英、菊花等。热甚者酌加知母、黄柏；痛甚者加川楝子、延胡索。

4. 脉络热毒

临床表现：趾（指）紫黯或色黑，皮肤溃破，疮口时流脓水，腐肉不鲜，痛如火灼，夜间痛甚，常抱膝而坐；严重者腐烂蔓延，可五趾（指）相传，甚至上攻脚面，渐见肢节坏死自行脱落，久不收口，皮肤趾（指）甲、汗毛、肌肉等营养障碍，严重者可伴全身症状，如发热，口渴喜饮，大便燥结，小便短赤等；中小动脉搏动消失，舌质红绛，苔黄燥，脉细数。

治法：清热解毒，化瘀通络。

方药：四妙勇安汤加减。

药用当归、银花、元参、甘草、赤芍、连翘等。干性坏疽者加太子参、山药，重用当归等益气和血之品；湿性坏疽者酌加车前子、薏苡仁等利湿化浊之品；痛甚者酌加延胡索、徐长卿等祛瘀镇痛；便秘者酌加生大黄通腑泄热。

5. 气血两虚

临床表现：趾（指）及足部伤口不愈合，肉芽呈灰白色如镜面，脓液少而清稀，皮肤干燥，脱屑、光薄、皲裂，趾（指）甲增厚、变形、生长缓慢，汗毛脱落，肌肉萎缩，出现身体消瘦而虚弱，面色苍白，头晕心悸，气短乏力，舌质淡，苔薄白，脉沉细无力。

治法：益气、养血、活血。

方药：人参养荣汤加减。

药用党参、白术、黄芪、陈皮、肉桂、当归、熟地、茯苓、白芍、炙甘草、大枣、生姜等。余毒未清，可酌减黄芪，并将炙甘草改生甘草，酌加忍冬藤、元参清热养阴；若见血虚有寒，可酌加肉桂温阳通脉。

（二）中医外治

1. 未溃期

（1）中药浸泡外洗。

温阳通脉方：桂枝、威灵仙、细辛、川芎、透骨草、艾叶，煎水熏洗。

活血止痛方：当归、乳香、没药、川乌、桂枝、透骨草、威灵仙、伸筋草，煎水熏洗。

（2）中药外敷。

根据局部辨证，红肿疼痛者用金黄膏外敷；黯红有瘀斑者用活血通脉膏外敷；局部苍白者用阳和膏外敷。

2. 已溃期

此期是中医外治的优势，根据溃疡坏疽的局部辨证选用不同的药物进行治疗，其主要目的是去腐、生肌、促进创面的愈合。

蚕食清创：血栓闭塞性脉管炎的创面，由于缺血比较严重，清创时不能一蹴而就，应采取小范围、多次清创，逐渐将坏死组织清除。适用于局部缺血，血液循环未明显改善的患者。

局部用药：针对不同创面应用不同的药物以促进创面尽快愈合。结合局部辨证，根据创面颜色，渗液多少，脓腐性质，"护场"情况等将创面分为阴证、阳证、瘀证、虚证。

中药熏洗：对于感染严重，局部脓液较多、有恶臭的患肢可采取熏洗的方法进行治疗，以清热利湿解毒为主。药用金银花、大黄、黄柏、明矾、冰片等煎汤外洗。

六、预防调护

根据中医对脱疽病的认识，虚是本，邪是标，瘀是变，损是果。《诸病源候论·疽候》谓："疽者，五脏不调所生也。"故防治本病必须从调整五脏功能入手，平时注意调饮食，慎起居，节房事，避外伤。

1. 绝对戒烟

患本病者绝大多数有长期大量吸烟习惯，在治疗过程中，能严格戒烟者，病情可相对减轻，否则病情加重。已戒烟又复吸者，复发机会增多。因此，规劝患者严格戒烟是防止复发的重要因素。

2. 调理饮食

急性期饮食宜清淡，忌辛辣燥热之品。缓解期适当进补，但忌食发物。寒凝血瘀的患者，可适当选用山楂、桂圆、生姜等；瘀血化热或热毒者可选用绿豆、薏苡仁、西瓜、梨等；气血两虚者宜食用营养丰富且易消化的食品，如牛奶、鸡蛋、瘦肉、大枣等。平时可多食富含维生素 C 的食品，有改善血液循环的作用。

3. 注重防护

恰当的防护措施十分重要。要避免感受寒湿，冬天尤应注意肢体保暖。外伤是诱发本病的常见因素，要尽量避免。鞋需适宜，不能太窄；修剪指（趾）甲要小心，泡洗要注意防止烫伤，严重缺血者不宜行热疗，以免增加组织耗氧量，加重缺血。

4. 适当锻炼

坚持适度锻炼，如骑自行车、散步、慢跑上楼等，坚持肢体位置锻炼有利于改善血管舒缩功能，适用于寒凝证和血瘀证患者。具体方法是患者平卧，抬高患肢 45 度，保持 1~2 分钟后双足下垂于床沿 2~5 分钟，再放置水平位 2 分钟，并做足部旋转、屈伸活动数次，休息 2 分钟，如此反复运动 5 次，每日 3~5 次。坏死溃烂期禁用此法。

5. 精神调护

本病病程较长，患者长期处于疼痛的折磨之中，痛苦较大，精神负担沉重，应注意引导患者树立信心，配合治疗。

第五节　雷诺病和雷诺征

雷诺病与雷诺征是由支配周围血管的交感神经功能紊乱引起的肢端小动脉痉挛性疾病，又称肢端动脉痉挛症。病人在寒冷刺激或情绪激动时，指端皮肤出现有规律性的颜色变化，即苍白—发绀—潮红—正常。1862 年法国学者 Mauriee Raynaud 首先报道这一疾病并提出指动脉痉挛是其发病机制，多见于 20～40 岁女性，一般以双手指最常见，亦可发于足趾。1932 年，Allen 和 Brown 认为雷诺所描述的病症有两种类型：一种是没有原发性疾病者病情稳定，称雷诺病；另一种是伴随其他系统疾病，称雷诺征或雷诺现象，多半病情较重，可以发生手指坏疽。

中医学中并没有雷诺病与雷诺征的病名，但文献中有类似临床表现的记载。如《伤寒论·辨厥阴病脉证并治》所说"手足厥寒，脉细欲绝者，当归四逆汤主之"，"若其人内有久寒者，宜当归四逆加吴茱萸生姜汤"。《金匮要略·血痹虚劳病脉证并治第六》所说"血痹阴阳俱微，寸口关上微，尺中小紧，外证身体不仁，如风痹状，黄芪桂枝五物汤主之"。本病属中医"寒厥""脉痹""寒痹""四肢逆冷"等范畴。

一、病因与发病机制

（一）病因

雷诺病的病因目前仍不完全明确，与遗传及环境因素相关。寒冷刺激、情绪激动或精神紧张是主要的激发因素，其他诱因有感染、疲劳等。由于病情常在月经期加重，妊娠期减轻，因此，有人认为本症可能与性腺功能有关。

1. 特发性雷诺征可能致病因素

（1）寒冷刺激：病人对寒冷刺激比较敏感，在寒冷地区本病的发病率较高。

（2）神经兴奋：病人多是交感神经兴奋型，可能与中枢神经功能紊乱，交感神经功能亢进有关。

（3）职业因素：长期从事震动性机械的工人如气锤操作工，其发病率高达50%，具体机制不明。

（4）内分泌紊乱：此病女性占70%～90%，症状在月经期加重，妊娠期减轻，可能与性激素有关。

（5）其他原因：遗传、疲劳、感染等。

2. 继发性雷诺征常伴疾病

（1）全身性硬皮病；

（2）系统性红斑狼疮；

（3）皮肌炎或多发性肌炎；

（4）类风湿性关节炎；

（5）50岁以上患者四肢动脉粥样硬化；

（6）血栓性脉管炎，少见；

（7）原发性肺动脉高压；

（8）创伤和药物（如麦角诱导剂、长春新碱、巴比妥酸等）亦可引起本病。

（二）发病机制

1. 自主神经系统障碍

1939年Lewis提出寒冷刺激后患者血管痉挛是由"局部异常"所引起，证实雷诺病与自主神经调节失控有关。患者周围交感神经系统中α－肾上腺素能受体敏感性和密度均提高。另外，手的局部振动可引起另一侧手的血管痉挛，将近端神经进行阻滞后，这一现象则消失。仅有身体的寒冷刺激亦可引起指（趾）的血管痉挛，提示中枢交感神经系统亦参与了发病过程。

2. 血液循环系统异常

继发性雷诺病患者血中血小板聚集率、红细胞变形功能减退，活化的白细胞和血浆黏稠度增高，纤溶性降低，血管收缩物质增多，导致血流变慢、管腔变窄及血流阻滞，严重影响微循环。血管内皮受损，从而出现血中第Ⅷ因子抗原含量升高，也可导致血流减慢。另外，组织型纤溶酶原激活物减少，纤溶活性降低；内皮素含量增加，一氧化氮减少等，均能够影响血管舒缩综合功能。

3. 炎症与免疫反应异常

多数患者有血管炎症和免疫反应异常。肿瘤坏死因子、淋巴毒素、转化生长因子及血小板衍化的生长因子等，参与发生血管损伤的过程。

二、临床表现

（一）症状

起病缓慢，一般在受寒冷后，尤其是手指接触低温后发作，故冬季多发。发作时手指肤色变白，继而变紫绀，常先从指尖开始，之后波及整个手指，甚至手掌。伴有局部冷、麻、针刺样疼痛或其他异常感觉，而腕部脉搏正常。发作持续数分钟后自行缓解，皮肤转为潮红而伴有烧灼、刺痛感，然后转为正常色泽。局部加温、揉擦、挥动上肢等可使发作停止。受累手指往往两手对称，小指和无名指常最先受累，以后波及其他手指，拇指因血供较丰富多不受累，下肢受累者少见。发作间歇期，除手足有寒冷感外无其他症状。

病程一般进展缓慢，约1/3患者发作频繁，每次持续可达1小时以上，常需将手（足）浸入温水中才能缓解，伴有手指（足趾）水肿，温暖季节中环境温度的轻微降低，情绪的稍微激动，都可引起发作。个别病情严重的患者，发作呈持续状态，间歇期几乎消失，有局部组织营养性变化，如皮肤萎缩或增厚，指甲呈纵向弯曲畸形，指垫消瘦，末节指骨脱钙，指尖溃疡并向指甲下扩展，引起指甲与甲床分离，伴有剧烈疼痛。此外，还可能引起指端坏疽。10%～12%患者在长期患病后可出现局部的指（趾）皮肤硬化。

（二）体征

（1）动脉狭窄或闭塞性改变：病变后期，持续痉挛可造成指动脉的狭窄与闭塞，闭塞后可有指端潜在性溃疡和小面积坏疽，且伴有剧烈疼痛。

（2）溃疡愈合后遗留点状皮肤瘢痕：指端动脉的器质性变化与病情轻重及病程长短有关。

（三）辅助检查

对于缺乏典型表现的患者仅依据其主诉难以确定诊断，需要做辅助检查和诱发动脉痉挛试验，以明确诊断和了解末梢循环情况。

1. 冷激发试验

手指受寒降温后，采用光电容积描记仪（PPG）描记手指循环恢复至正常所需要的时间，可作为估计指端循环情况的简单可靠、无损伤性的检查方法。正常人指端循环在0～2分钟内恢复到基线，雷诺征患者，指端循环恢复到正常所需时间要明显延长（超过5分钟）。正常人指端动脉波呈双向形，即具有主峰波和重波，而雷诺征患者动脉波呈单向形，波峰低钝平坦，甚至消失。此试验方法，还可用于评估治疗效果，若患者用药后症状好转，指端循环恢复时间将缩短。

2. 手指温度恢复时间测定

患者坐在室温24±2℃的房间内30分钟，用热敏电阻探头测定手指温度，将手指浸于冰块和水的混合物液中20秒后擦干，然后再每分钟测量一次手指温度，直至温度恢复到原来水平。95%正常人手指温度在15分钟内恢复到基线，而绝大多数雷诺征患者手指温度恢复到正常所需时间要超过

20分钟。这种方法可用来估计手指血流情况，为雷诺征诊断提供客观依据，并可用于估计治疗效果。

3. 指动脉压力测定

用光电容积描记法测定指动脉压力，如指动脉压力低于肱动脉压5.33kPa应考虑有阻塞病变。亦可做冷水试验后测定动脉压，压力降低 > 20% 为阳性。

4. 甲皱微循环检查

在间歇期与发作期微循环变化有所不同。非发作期轻症患者可无异常所见；轻者甲皱微循环改变不明显，多表现为管袢数减少，畸形管袢数增加等形态改变；重者毛细血管周围有散在红细胞渗出，偶见小出血点，管袢内血流缓慢瘀滞。如为结缔组织病引起的雷诺现象，可见袢顶显著膨大或微血管口径极度扩张形成"巨型管袢"，管袢周围有成层排列的出血点。这有助于区分是雷诺病还是继发性雷诺征。

5. 手指动脉造影

必要时做上肢动脉造影，了解手指动脉情况，有助于雷诺征的确诊，也能显示动脉是否有器质性病变。末梢动脉痉挛者，尤以掌指动脉最为明显。动脉造影显示管腔细小，动脉多呈蛇形弯曲；晚期改变为指动脉内膜粗糙，管腔狭窄或阻塞。这些改变一般不出现在掌弓动脉近侧。动脉造影是一种损伤性的检查方法，不宜作为常规检查。

6. 其他

相关的实验室检查和其他辅助检查，以寻找继发性雷诺征的原发病，如：抗核抗体、类风湿因子等。测定上肢神经传导速度，以发现可能存在的腕管综合征。手X线平片有助于发现类风湿关节炎和手指钙化症等。

三、诊断

雷诺病的诊断主要根据典型的临床表现，包括：

（1）发作由寒冷或情绪激动所诱发。

（2）两侧对称性发作。

（3）无坏死或只有很小的指（趾）端皮肤坏死，结合激发试验和指动脉压测定可鉴别痉挛型和梗阻型；通过特殊血液检查可找到部分患者发病的原因。

雷诺征的诊断主要依靠病史和典型发作时的表现，结合以上激发试验多可做出诊断。雷诺征应区分原发性和继发性雷诺征，及时给予相关疾病治疗。

四、临床分期

根据临床特点和病理变化分为三期：

1. 痉挛缺血期

指、趾动脉最先发生痉挛，继之毛细血管和小静脉痉挛，皮肤苍白。

2. 瘀血缺氧期

动脉痉挛先消退，毛细血管内血液瘀滞、缺氧，皮肤出现紫绀。

3. 扩张充血期

痉挛全部解除后，出现反应性血管扩张充血，皮肤潮红。然后转为正常肤色。

五、鉴别诊断

本病（征）应注意与其他以皮肤颜色改变为特征的血管功能紊乱性疾病相鉴别。

1. 手足发绀症

这是自主神经功能紊乱所致的血管痉挛性疾病。多见于青年女性，手足皮肤呈对称性均匀发绀，寒冷可使症状加重，常伴有皮肤划痕症或手足多汗等自主神经功能紊乱现象。其病理改变是肢端小动脉持续性痉挛及毛细血管和静脉曲张，需与雷诺征鉴别。

手足发绀症患者无典型的皮肤颜色改变，发绀范围较广泛，累及整个手和足，甚至可涉及整个肢体。发绀持续时间较长，寒冷虽可使症状加重，但在温暖环境中常不能使症状立即减轻或消失，情绪激动和精神紧张一般不会诱发本病。

2. 网状青斑

患者多为女性，因小动脉痉挛，毛细血管和静脉无张力性扩张，皮肤呈持续性网状或斑点状发绀。病变多发生于下肢，偶可累及上肢、躯干和面部。患肢常伴发冷、麻木和感觉异常。寒冷或肢体下垂时青斑明显。在温暖环境中或抬高患肢后，斑纹减轻或消失。临床上可分为大理石样皮斑、特发性网状紫斑及症状性网状青斑三种类型。

3. 红斑性肢痛症

此病病因尚不清楚。病理变化为肢端对称性、阵发性血管扩张。多见于青年女性，起病急骤，两足同时发病，偶可累及双手。呈对称性阵发性严重灼痛。当足部温度超过临界温度（33～34℃）时，如足部在温暖的被褥内，疼痛即可发作，多为烧灼样，也可为刺痛或胀痛。肢体下垂站立、运动，均可诱发疼痛发作。抬高患肢、休息或将足部露在被褥外，疼痛可缓解。症状发作时，足部皮色呈潮红充血，皮温升高伴出汗，足背和胫后动脉搏动增强。根据表现特征，易与雷诺征相似。少数红斑性肢痛症可继发于真性红细胞增多症或糖尿病等。

六、西医治疗

（一）一般治疗

（1）由于雷诺现象受各种刺激诱发，因此，减少寒冷、情绪和工作等的刺激非常重要。

（2）注意保温和避免寒冷接触，如有条件可移居气候温和干燥地区。

工作时细心保护手指，避免刺伤、切伤和挫伤，因轻微损伤容易引起指尖溃疡或其他营养性病变。

（3）戒烟在治疗雷诺现象中有重要的意义。

（4）常用热水泡手脚（避免烫伤），经常锻炼，可改善血液循环，减少血管痉挛。

（二）药物治疗

药物治疗对大多数的雷诺病和雷诺征患者来说常常可取得良好的效果。即使有各种手术治疗可供选择，药物治疗仍占有重要地位，这也是其他治疗方法不可替代的。

1. 钙通道阻滞剂

这是治疗雷诺现象最常用的药物。硝苯地平可以缓解雷诺现象的发作。在一项长期对照的试验中显示，每天给予硝苯地平缓释剂 30～60mg，可以使雷诺现象的发作频率降低 66%；也有研究报道，前列地尔、阿司匹林和硝苯地平联合用药，能明显改善指（趾）末梢的缺血症状，减轻患者痛苦，改善血流速度和多种血液黏度指标，与单用硝苯地平比较，优势显著，无明显药物不良反应。

2. α-肾上腺素能受体拮抗剂

此药可以缓解雷诺现象的发生，具有治疗作用。

3. 血管紧张素转换酶抑制剂及血管紧张素受体阻滞剂

常用药物有卡托普利、氯沙坦等。卡托普利能降低雷诺现象的发作频率，尤其是原发性雷诺现象的发作频率；氯沙坦能够减少疾病的发作，且氯沙坦的治疗作用明显大于硝苯地平。

4. 他汀类药物

此类药物有延缓血管损伤及增加血管内皮功能的作用，提高伴有雷诺现象和手指溃疡的硬皮病的临床疗效，并有安全性高、成本低、耐受性好的特点。

5. 改善循环药物

有低分子右旋糖酐、脉络宁、丹参注射液等。

（三）手术治疗

手术治疗方法有：局部动脉灌注治疗，化学性胸交感神经节切除术，动脉重建术，动脉内封闭疗法，静脉内交感神经阻滞术，动脉外膜交感神经末梢切除术等。

（四）辅助治疗

1. 运动干预

鼓励并指导患者进行相应的功能锻炼，如做保健操、打太极拳等，采用多种方法促进四肢血液循环。切忌将手指伸入热水中浸泡或烤电取暖，易造成局部血管强烈扩张，加重已有血管神经的损伤。

2. 饮食生活干预

多食用高蛋白、高维生素、高热量食物，忌食辛辣刺激食物，对有吸烟嗜好患者，应鼓励其戒烟，避免因烟碱刺激引发血管痉挛。不应饮用浓茶、咖啡及其他含咖啡因类的饮料。平时应注意预防感冒，避免劳累等。

3. 正负压治疗法

正负压治疗法又称血管运动疗法，原理是通过正负压力的交替变化，产生充血和缺血的反应，使外周血管得到运动，增加肢体血流量，改善肢体血液循环，促进微循环。方法：取坐位，将患肢置于负压舱内，上肢压力为 8～10kPa，下肢压力为 10～12kPa，每次 10～15 分钟，每日一次，10～20 次为一疗程。

4. 其他

血浆交换疗法、诱导血管扩张疗法、生物反馈疗法、自我控制训练、气功疗法均有一定的疗效。

七、中医药治疗

《素问·举痛论》曰："寒气入经而稽迟，泣而不行，客于脉外则血少，客于脉中则气不通，故卒然而痛。"中医学认为，本病是因脾肾阳虚、外感寒邪而致。脾主四肢，脾肾阳气不足，不能温煦四肢末端，故见肢体冷凉苍白；寒邪客于经脉，或肝郁气滞，均可致血瘀脉络，而致"脉积"，出现肢体青紫、黯红、疼痛；病程日久，寒邪郁久化热或复感湿热毒邪，气血瘀滞，热盛肉腐，则终致肢端溃疡、坏疽。

（一）辨证论治

1. 气虚寒盛

临床表现：四肢末端皮色苍白、发凉，肢端肌肤麻木、青紫，肢端胀痛，气短懒言，神疲乏力等，舌质淡，有齿痕，苔薄白，脉细弱无力。

治法：益气温经，散寒通脉。

方药：黄芪桂枝五物汤加减。

药用黄芪、桂枝、芍药、生姜、大枣。关节肿痛者加威灵仙、防己、桑枝，上肢疼痛者加片姜黄，下肢疼痛者加川牛膝。

2. 阳虚寒凝

临床表现：遇寒则肢端冰冷，苍白如蜡状，握摄无力，肿胀麻木，精神萎靡，面色不华，畏寒喜暖，脘腹胀满，舌体胖大，舌质淡，苔白，脉沉细。

治法：温补脾肾，散寒通脉。

方药：右归丸加减。

药用熟地黄、附子、肉桂、山药、山茱萸、菟丝子、鹿角胶、枸杞、当归、杜仲。肤色青紫者加丹参、桃仁、红花等活血化瘀之品以通血脉；关节肿痛明显者加防风、桑枝、虎杖、老鹳草、络石藤以除湿宣痹，通络消肿；腹胀者加木香、炒白术、枳实以温脾理气；阳气衰微者加人参以大补元气。

3. 气滞血瘀

临床表现：肢端出现持续性青紫、发凉、胀痛、麻木，遇寒凉更甚。指（趾）端肌肤可出现瘀点或趺阳脉减弱或消失，胁肋胀痛，心烦易怒，情绪不稳或多疑、抑郁，舌紫黯或有瘀斑，脉沉迟或沉涩。

治法：养心疏肝，理气活血。

方药：养心汤合柴胡疏肝散加减。

药用黄芪（炙）、茯苓、茯神、半夏、当归、川芎、远志、肉桂、柏子仁、酸枣仁、五味子、人参、陈皮、柴胡、香附、枳壳、芍药、甘草。血瘀严重、长时间不缓解者加刘寄奴、水蛭、路路通、干姜等活血温通；肢端肿胀疼痛者加威灵仙、防己、老鹳草、薏苡仁、木瓜等，肉桂改用桂枝。

4. 阳气虚弱，血脉瘀阻

临床表现：皮肤干燥、萎缩或肥厚，指甲呈纵向弯曲畸形，指垫消瘦，末节指骨脱钙，指端阴疽溃疡，延及指下，引起指甲和甲床分离，疼痛剧烈，甚则坏疽，舌黯紫，边有瘀斑，脉沉涩。

治法：温阳益气，活血通络。

方药：活血镇痛汤合大黄䗪虫丸加减。

药用当归、赤芍、香附、丹参、元胡、乳香、没药、川芎、三七、熟大黄、土鳖虫、水蛭、虻虫、蛴螬、干漆、桃仁、苦杏仁、黄芩、地黄、白芍、甘草。疼痛剧烈者加乳香、没药、延胡索、鸡血藤；溃疡久不愈合者可用化腐生肌之生肌玉红膏或用外敷活血祛瘀之品。

5. 瘀血蕴结，毒邪化热

临床表现：指（趾）肿胀、疼痛、灼热，肢端发生溃疡，甚或发生局部坏疽，发红肿胀，皮肤破溃，夜间疼痛难忍，尿赤便结，舌红绛，苔黄腻，脉弦滑或弦细数。

治法：清热解毒，活血止痛。

方药：四妙勇安汤加减。

药用金银花、当归、元参、白芥子、川芎、黄芪等。疼痛剧烈者加乳香、没药、延胡索活血止痛；瘀血严重者加桃仁、红花、水蛭、虻虫、大黄；气虚者加太子参、西洋参补气凉血。

（二）外治疗法

1. 中药熏洗

伸筋草、透骨草、乳香、没药、桑枝、艾叶、苏木、麻黄等。水煎温度保持43℃，洗双手，每次30分钟，中午晚上各1次，每剂药可用3天，15天为一疗程。

2. 艾灸配合中药熏洗

艾灸治疗取穴：曲池、外关、合谷、足三里、三阴交、行间、足临泣等交替使用。以上各穴均用艾条施灸20分钟，每日1次，10次为一疗程。

中药处方：桂枝、红花、桃仁、当归、川芎、丹参、干姜、熟地、牛膝、赤芍，以上诸药水煎，趁热熏洗患肢。每日1次，7日为一疗程。

3. 创面换药

肢端有溃疡、坏疽者，应用大黄油纱布或生肌玉红膏纱布换药，每日一次或隔日一次，直到创面愈合。

八、预后

雷诺病应避免寒冷刺激、情绪激动，经过戒烟、药物和手术治疗后，一般预后较好。雷诺征则取决于原发病的治疗效果和预后，由自身免疫性疾病引起的雷诺现象，一般预后较差。

第六节 手足发绀症

手足发绀症又称手足蓝绀症，是一种以手足对称性、持续性皮色发绀为特征的末梢血管功能性疾病。伴有局部皮肤温度下降，而四肢脉搏正常。多因寒冷而诱发，得温暖则缓解。中医文献中无类似病名，按其临床表现，此病当属中医学"手足痛""虚劳四肢逆冷""痹证""寒病"等范畴。《诸病源候论·虚劳四肢逆冷候》记载"经脉所行，皆起于手足。虚劳则气血衰损，不得温其四肢，故四肢逆冷也"。禀赋体质的差异，脾肾阳虚，或间感寒邪。阳气衰微不能温煦四肢，经络不畅；或情志抑郁，肝失疏泄，冲任失调而气滞不行，血瘀四肢末端等均可诱发本病。

一、病因与发病机制

至今病因尚未明确。目前公认的是本病与内分泌失调或血管运动中枢功能失调有关。其根据是，此病多见于青春期女性，25 岁左右症状能自然缓解，患者四肢末梢皮肤对寒冷敏感，皮温明显降低，皮肤静脉丛处于松弛状态，情绪激动可使症状加重。

本病的发生可能是在内分泌功能失调和血管神经中枢失调的情况下，皮肤的细小动脉处于痉挛状态，而毛细血管和小静脉则呈持续扩张，血流缓慢和血氧浓度降低，使皮肤呈发绀色，皮温降低。甲皱微循环见毛细血管管祥扩张、迂曲、血流缓慢、呈瘀血状态。

二、临床表现

（一）症状

发病年龄多在 20 岁左右，青年女性多见，很少见于男性，至中年后症状趋于缓解，也有持续存在者。精神异常者发病率较高。

（1）发绀：四肢末端，特别是双侧手套区、鞋袜区皮肤呈持续性、均匀性、对称性发绀，皮肤温度明显降低，以手部为重，其他部位的皮色正常。

（2）温度与体位变化：在寒冷环境或者寒冷季节和肢体下垂时症状加重，在温暖环境或温暖季节和肢体上举时症状减轻，但通常不会完全消失。

（二）体征

（1）用手按摩手足背皮肤，紫绀症状可减轻或短时间恢复正常。局部加压后可产生白色斑点，消退缓慢。

（2）皮肤温度降低伴有手足多汗，抚之有湿冷感，有的患者可伴见短暂性麻木或者感觉异常。

（3）患肢脉搏正常。

（4）严重者，在寒冷天气时手部会有轻度水肿，且容易生冻疮。可伴发网状青斑及红绀病。如连年冻疮，手背皮肤出现慢性冻疮特有的临床表现，如团块状硬结，色素沉着，冷时疼痛，热时瘙痒，甚而出现溃疡和愈后瘢痕等。

（5）个别患者并发关节炎，肢端肥大症，卵巢功能不良等。

（6）不发生营养障碍性改变，也无溃疡和坏疽的发生，预后较好。

（三）辅助检查

（1）组胺试验：组胺试验呈阳性，表现为指（趾）皮肤呈光斑和条纹状。

（2）红外线热成像检查：红外线热成像显示患肢为暗黑色阴影或不显影，温度曲线波动非常显著。

（3）甲皱微循环检查：管袢周围渗出较明显，管袢轮廓不清晰。因长时间的血流缓慢，甚至瘀滞，造成微血管管袢管径变粗，血色多呈黯红色。

（4）冷刺激试验：冷刺激试验常呈阳性。

三、诊断

手足发绀症临床诊断并不困难，须注意以下情况：

（1）四肢皮肤呈持续均匀的青紫色，遇寒或情绪波动时加重，遇温不能完全消失。

（2）患肢脉搏正常。

（3）伴麻木肿胀、僵硬感或疼痛。

（4）多发于青年女性，无心肺等器质性疾病。

四、鉴别诊断

手足发绀症的患者在诊断时要注意与雷诺病和雷诺征、红斑性肢痛症、肢端硬化病、动脉闭塞性疾病等疾病相鉴别。

1. 雷诺病和雷诺征

手足发绀症和雷诺病均发生于年轻女性，容易混淆。但两者皮色改变颜色不同，雷诺病患者双手手指掌侧皮肤多有典型的皮色间歇性变化，而手足发绀症无发白的皮色改变，表现的是紫蓝色，呈持续性皮色改变。

2. 红斑性肢痛症

红斑性肢痛症肢体可见发红青紫，颜色与发绀症并不完全相同。重要的鉴别点在于前者伴有温度升高，后者皮温降低。

3. 肢端硬化病

这是硬皮病的早期表现，属于结缔组织病范畴。病变以四肢末端和皮下组织硬化为主，手指逐渐变细，皮肤光亮绷紧，且伴有雷诺现象。

4. 动脉闭塞性疾病

动脉闭塞性疾病在肢体下垂时出现青紫，可被误诊为手足发绀，但前者有其他血液循环障碍的表现，手足发绀多不对称，中年以后发病。

五、西医治疗

鉴于本病的复杂性，其治疗仅用某一种方法未必能够完全奏效，需要多种治疗措施的协同作用。

（一）一般治疗

加强体育锻炼，坚持自我按摩，解除精神负担，防寒保暖，防治冻疮等。

（二）药物治疗

病情严重者，可应用扩张血管和解除血管痉挛的药物以改善肢体血液循环。

1. 血管扩张和解痉剂

作用于肾上腺素能受体药物（α－受体阻滞剂和β－受体兴奋剂）。

（1）盐酸酚苄明：10～20mg，每日2～3次，口服。

（2）长效托拉唑啉：80mg，每日2次，口服。

2. 直接扩张血管药物

（1）烟酸：50～100mg，每日3次，口服；或者100mg，每日1次，静脉注射。长期应用可引起肝功能异常和黄疸，有时可引起心悸、皮疹、恶心、呕吐、视觉障碍等，溃疡病患者禁用。

（2）己酮可可碱：250mg，口服，每日3次。

（3）罂粟碱：30～60mg，口服或静脉注射，每日1～2次。

（4）前列地尔：5～10μg，静脉滴注，每日1次。

（5）双氯麦角碱：每次0.5mg，每日数次舌下含化；或者每次1mg，每日3次，口服。根据病情调整剂量。

（6）654－2：10～20mg口服，每日3次。

（7）利血平：0.25～0.5mg，每日3～4次，口服。

3. 其他

维生素 E：常需大剂量治疗，每日 600 ~ 1 000mg，分 3 ~ 4 次口服（开始时每日 100mg，以后逐渐增加剂量）。高血压、冠心病、甲状腺功能不全、糖尿病、肥胖、高胆固醇血症以及肝功能异常者慎用。

（三）手术治疗

严重者可考虑交感神经节阻滞术或者切除术。

六、中医药治疗

（一）辨证论治

1. 气郁证

临床表现：手足发绀，症状每因情绪变化加重，情绪易于激动，烦躁易怒，怒则四肢肿胀刺痛厥冷，舌质红，苔薄白，脉弦。

治法：疏肝解郁，活血通络。

方药：四逆散加减。

药用柴胡、枳壳、桂枝、桃仁、红花、地龙、白芍、郁金、甘草等。

2. 寒凝证

临床表现：患肢喜暖怕冷，触之湿冷，麻木酸胀，皮肤发绀，舌质淡，苔薄白，脉象沉细。

治法：温经散寒，活血通络。

方药：阳和汤加减。

药用熟地黄、炙黄芪、鸡血藤、党参、当归、干姜、赤芍、怀牛膝、肉桂、白芥子、熟附子、炙甘草、鹿角霜、地龙、麻黄等。

3. 血瘀证

临床表现：患肢发凉，感觉麻木，皮肤持续性发绀，舌质紫黯有瘀斑，苔薄白，脉沉细涩。

治法：活血化瘀，温经和血。

方药：血府逐瘀汤加减。

药用当归、生地黄、桃仁、红花、赤芍、牛膝、柴胡、枳壳、桔梗、川芎、甘草等。

4. 阳虚证

临床表现：患肢冰凉，冬天或遇冷尤重，肤色青紫发绀，喜暖畏寒，伴有全身畏寒怕冷、腰膝酸软、倦怠乏力、纳呆、便溏，舌淡唇青，苔薄白，脉沉细微。

治法：补益脾肾，温经通络。

方药：当归四逆汤加减。

药用当归、芍药、桂枝、通草、炙甘草、细辛、大枣等。

5. 血虚证

临床表现：肢端苍白，冰凉，肤色青紫发绀，冬天容易合并冻疮，夏天潮湿多汗，肤色仍然发绀，伴有面色无华，少气懒言，月经不调，舌质淡红，苔少，脉沉细弱。

治法：养血益气，温经通络。

方药：人参养荣汤加减。

药用党参、熟地黄、黄芪、当归、白术、白芍、茯苓、远志、陈皮、五味子、炙甘草、生姜、大枣等。

（二）外治疗法

（1）熏洗疗法：此法多用温通活血的药物水煎后先熏后洗，或用药渣揉搓患部20～30分钟，每日1～2次，具有舒筋温阳、活血通脉的功效。

（2）酊剂疗法：可用红灵酒外涂患处，每日2～3次。

（3）敷贴疗法：硫黄、血竭、丁香、白胡椒共研细末，用醋调糊，敷手心，每日1次。

（三）针灸疗法

根据病情可分别采用毫针、温针、耳针、七星针、电针等疗法，同时可采用穴位注射以及灸法等。

（四）推拿疗法

推拿手法可以使皮肤温度升高，扩张血管，改善局部和全身的血液循环。研究证明，推拿可以改善缓解甲皱微血管袢顶瘀血和血管的收缩和舒张功能。采用拿揉、按揉、捻、理、擦等手法，取穴：上肢选曲池、手三里、外关、内关、合谷；下肢取环跳、阳陵泉、委中、承山、三阴交、悬钟、足三里等。

参考文献

1. 《黄帝内经素问》，北京：人民卫生出版社 1963 年版。

2. 张珍玉主编：《灵枢经语释》，济南：山东科学技术出版社 1983 年版。

3. 南京中医学院校释：《难经校释》，北京：人民卫生出版社 1979 年版。

4. 上海中医学院伤寒温病学教研组校注：《伤寒论》，上海：上海科学技术出版社 1983 年版。

5. 《金匮要略方论》，北京：人民卫生出版社 1963 年版。

6. 陈梦雷：《古今图书集成·医部全录》，北京：人民卫生出版社 1983 年版。

7. 金惠铭主编：《病理生理学》，上海：复旦大学出版社 2005 年版。

8. 刘昕、令亚琴、王生兰主编：《病理生理学》，北京：清华大学出版社 2014 年版。

9. 贾连群、王俊岩主编：《动脉粥样硬化基础与临床新编》，北京：科学出版社，2015 年版。

10. 章成国主编：《动脉粥样硬化性血管疾病》，北京：人民卫生出版社 2015 年版。

11. 杨牟、张居文主编：《下肢静脉疾病诊断与治疗》，北京：人民卫生出版社 2013 年版。

12. 张福先、王深明主编：《静脉血栓栓塞症诊断与治疗》，北京：人民卫生出版社 2013 年版。

13. 王清海：《论脉胀与高血压》，北京：人民卫生出版社 2016 年版。

14. 姜志胜主编：《动脉粥样硬化学》，北京：科学出版社 2017 年版。

15. 郭绪昆、关大顺、高玲玲等主编：《现代动脉粥样硬化的基础与诊疗学》，天津：天津出版传媒集团 2012 年版。

16. 方显明主编：《心血管疾病中医康复疗法》，北京：中国中医药出版社 2016 年版。

17. 方显明、赖祥林主编：《岭南特色活血化瘀药的现代研究与临床应用》，广州：广东科技出版社 2017 年版。

18. 杨金华、孙红敏主编：《脑中风的中西医防治与康复》，北京：中医古籍出版社 2016 年版。

19. 郭国际、李淮玉、丁小灵等主编：《急危重症脑卒中》，合肥：安徽科学技术出版社 2009 年版。

20. 王清海、陶军主编：《中西医结合高血压研究新进展》，北京：人民卫生出版社，2017 年版。

21. 缪晚虹、张兴儒主编：《实用中医眼科学》，北京：中国中医药出版社 2015 年版。

22. 李传课主编：《中医眼科学》，北京：人民卫生出版社 2011 年版。

23. 葛芃、迟景勋主编：《周围血管病名医学术思想与验案》，北京：中国中医药出版社 2018 年版。

24. 杨博华主编：《实用周围血管疾病中西医结合诊断治疗学》，北京：人民卫生出版社 2018 年版。

25. 闫京宁编著：《赵尚华周围血管病治验集》，北京：中国中医药出版社 2016 年版。

26. 王宏宇主编：《关注糖尿病及糖尿病血管病变》，北京：北京大学医学出版社 2012 年版。

27. 衡先培、黄国良、修玲玲主编：《糖尿病大血管病变》北京：人民军医出版社 2011 年版。

28. 唐朝克主编：《炎症与动脉粥样硬化》，北京：科学出版社 2018 年版。

29. 吕延伟、李大勇主编：《周围血管病临床治疗难点与中医对策》，北京：中国中医药出版社 2015 年版。

30. 赵钢、李令根主编：《周围血管病基础与临床》（第 2 版），北京：人民军医出版社 2015 年版。

31. 张建强、赵欣主编：《周围血管病方药与临床应用》，北京：中国中医药出版社 2015 年版。

32. 王力、刘桂杰，高恒强主编：《周围血管疾病的诊断、治疗与预防》，北京：军事医学科学出版社 2009 年版。

33. 陈淑长主编：《实用中医周围血管病学》，北京：人民卫生出版社 2005 年版。

34. 尚德俊、王嘉桔、张柏根主编：《中西医结合周围血管疾病学》，北京：人民卫生出版社 2003 年版。

35. 李乃民、初洁秋、李令根主编：《实用中西医周围血管病学》，北京：学苑出版社 2002 年版。

36. 尚德俊、侯玉芬、陈柏楠主编：《周围静脉疾病学》，北京：人民军医出版社 2001 年版。

37. 姜林娣主编：《系统性血管炎》，北京：人民卫生出版社 2017 年版。

38. 陈志强、蔡炳勤、招伟贤主编：《中西医结合外科学》（第 2 版），北京：科学出版社 2008 年版。

39. 郑筱萸主编：《中药新药临床研究指导原则》，北京：中国医药科技出版社 2002 年版。

40. 陈可冀、史载祥主编：《实用血瘀证学》（第 2 版），北京：人民卫生出版社 2013 年版。